Professional
Hygienist Work

土屋和子の プロフェッショナル ハイジニストワーク

Kazuko Tsuchiya

医歯薬出版株式会社

This book was originally published in Japanese
under the title of :

Tsuchiya Kazuko NO Purofessyonaru Haijinisuto Waku
(Kazuko Tsuchiya's Professional Hygienist Work)

TSUCHIYA, Kazuko
Dental Hygienist

© 2008 1st ed.
ISHIYAKU PUBLISHERS, INC.
  7-10, Honkomagome 1 chome, Bunkyo-ku,
  Tokyo 113-8612, Japan

はじめに

歯科衛生士として，30年あまり仕事をしてきました．

はじめの4年間は，出身地である神戸の国際デンタル・カミムラ歯科医院で常勤体制の勤務をし，その後，Dr.Raymond.L.Kimのもとで研修を受けたのち，フリーランス体制で多くの歯科医院や障害者センター，企業に勤務しました．

この数年は，東京都千代田区にある土屋歯科クリニック＆ works（院長：土屋賢司先生），横浜市港北区にある植松歯科医院（院長：植松厚夫先生）に勤務しながら，インストラクターとして各地でプライベートレッスンを行い，さらにセミナー講師としての仕事をしています．

この30年の間に，歯科医療界は大きく変動しました．カリオロジーとペリオドントロジーの概念が導入され，予防の重要性が認知されるようになり，修復・補綴治療には審美的な要素が求められ，さまざまなマテリアルが急速に開発されています．また，インプラント治療をはじめ，歯槽骨や軟組織の再生療法が最先端医療として目まぐるしい発展を遂げています．

歯科衛生士も，かつてはアシスタントワークが業務の中心でしたが，ハイジニストワークが確立され患者さん個人のリスクの把握とその対応が予防対策の基盤になり，歯周治療やメインテナンスを担当することが求められるようになりました．

新たな知見が数多くもたらされ，情報量も圧倒的に多くなった現在，歯科衛生士としての役割と責任はいままで以上に大きくなり，臨床医学に徹するための研鑽と努力が求められます．

本書では，これからの歯科衛生士が理解しておくべきさまざまな事項とテクニック習得のための要領を伝えるとともに，ぜひ知っておいてほしい新しい知識についても解説しました．

本書が，歯科衛生士の仕事を楽しむためのガイドとなることを願っています．

2008年12月　土屋和子

Professional Hygienist Work
土屋和子のプロフェッショナルハイジニストワーク

CONTENTS

はじめに……………3

1章　ハイジニストワークの基本

①モチベーションの要領「メリコの原理」……………8
②患者さんの心をつかむ会話術「コールドリーディング」……………14
③プラークコントロールのセルフチェック―方法と伝え方―……………18
④患者さんに伝えたいブラッシングのポイント……………23
⑤さまざまなセルフケアテクニック……………28
⑥ライフステージを考慮したケアを……………33

2章　デブライドメントを始める前に

①歯周病の概念と歯周組織を理解する……………50
②歯石と歯根表面の性状を知ろう……………56
③歯周病検査の要点―視診・触診・X線写真―……………64
④プロービングとエキスプローリング……………68
⑤プロービングとエキスプローリングの訓練方法……………78
⑥根分岐部のプロービングとエキスプローリング……………85
⑦デブライドメントテクニックの基本……………92

3章　パワースケーラーの基礎知識

①パワースケーラーを使用する前に………… *98*
②パワースケーラーを知る………… *102*
③チップの種類と当て方………… *105*
④タッチとストローク………… *108*

4章　2本のスケーラーで学ぶ　ハンド・デブライドメントテクニック

①基本の考え方………… *112*
②ストロークテクニックを高める練習方法………… *114*
③ポジショニングとレスト………… *118*
④デブライドメントテクニック―上顎編―………… *124*
⑤デブライドメントテクニック―下顎編―………… *132*

5章　新しい知識を学ぼう

①インプラント治療における歯科衛生士の役割………… *142*
②トゥースホワイトニング………… *152*
③口腔と唾液・口腔内液とのかかわり………… *160*

本書を読んでくださったあなたへ………… *170*

Column

- 身体の調子を整えるストレッチ＆半身浴………… *17*
- 免疫力を高める食事………… *27*
- 噛むことの大切さ………… *48*
- ミラーテクニック習得のための訓練………… *91*
- 医療界での概念「OT & MI」………… *140*

デザイン・イラストレーション
MIYAKE DESIGN
有限会社 TDL

1章

ハイジニストワークの基本

①モチベーションの要領「メリコの原理」
②患者さんの心をつかむ会話術
　「コールドリーディング」
③プラークコントロールのセルフチェック
　　－方法と伝え方－
④患者さんに伝えたいブラッシングのポイント
⑤さまざまなセルフケアテクニック
⑥ライフステージを考慮したケアを

　この章では，ハイジニストワークの基本をお伝えします．
　私の30年あまりの臨床経験をもとに，「シンプル・スムーズ・スマート」というコンセプトをもって，簡素な表現で流麗にお伝えしたいと欲張っています．

1章　ハイジニストワークの基本

① モチベーションの要領「メリコの原理」

■■■■ 「メリコの原理」とは？

　さて，本項のテーマは「モチベーションの要領」です．モチベーションは，広辞苑では「動機を与えること．動機づけ．誘因」と定義されています．

　歯科では，経験の浅いスタッフが「モチベーションが難しくてプラークコントロール指導がうまくいかない」と悩んでいる声をよく耳にします．そこで，ここでは私のモチベーションの極意「メリコの原理」をご紹介します．

　「メリコの原理」は，20数年前に歯周治療を担当した患者さんからお借りした本で学んだものです．患者さんの職業は，経営コンサルタント．お借りした『商品販売学』という本には，商品を売るためにはどうすればよいのか，売れる商品を作るためにはどうすればよいのかが書かれていました（残念ながら，現在はどこを探してもその本は見つかりません）．

　「メリコの原理」は，当時モチベーションの難しさに悩んでいた私にとって，とても納得のいくものであり，それ以後は「この原理を仕事に活かそう」と心がけながら患者さんに接してきました．

　メリコの原理とは，
① 「メ」……目立つ
② 「リ」……理解できる
③ 「コ」……好感がもてる

という3つの原則をさします．

　つまり，商品は「目立って，理解できて，好感がもてないと売れない」という原理です．「商品を買ってもらうために購買者をモチベートする原理」といいかえることもできそうです．

　そこで，この原理を歯科医療の分野にあてはめてお伝えしたいと思います．

① モチベーションの要領「メリコの原理」

■■■■ 「メ」……目立つ

　ここで頭に置いておきたいのは，患者さんと私たちでは「歯，口腔に対する価値観や健康観が異なる」ということです．

　たとえば，ブラッシングについて「ブラッシングすることによって歯面からプラークを除去する」と認識しているのは私たち専門家であり，一般の患者さんは「なんとなくむし歯予防ができそう」「口臭対策になりそう」「習慣になっている」など，本来の目的とは異なり，その結果を漠然と求めている場合が多いのではないでしょうか．

　ですから，まず「目立つ」インパクトが与えられなくては，患者さんの記憶には残らず，行動を変えることもできません．

■インパクトを与える

　では，インパクトを与えるには，どうすればよいのでしょうか？

　まず，「いま一番大切な伝えるべきことを，1つだけ選択して伝える」ことです．この「1つだけ」を判断するのが重要になります．たくさんのことを伝えようとすると，インパクトがなくなってしまうためです．

　たとえば，プラークがべったり厚く付着している場合に，患者さんに伝えるべき大切な「1つだけ」を選択するとしたら，何でしょうか？

　答えは，プラークの除去方法より何よりも，まず患者さん自身に「プラークが付着していること」に気づいていただくことです．「1つだけ」の選択ができるようになるためには，十分な知識が必要です．

1章　ハイジニストワークの基本

■体感していただく

　私は，患者さんにプラークが付着していることに気づいてきただきたいときには，舌の感覚を養う「舌感の養成」を行います．つまり，プラークが付着しているザラザラした歯面をなめて感触を覚えていただき，その後でプラークを除去し，もう一度なめてツルツルになった感触を確認してもらうのです．

　この際に選択する清掃用具は，患者さんが使い慣れている歯ブラシよりも，使用したことのないシングルタフトブラシなどのほうがインパクトがある場合もあります．

　プラークが付着した歯面と付着していない歯面の感触の違いを覚えたら，あとはなめることを習慣にしてもらうよう，たびたび確認します．染色によってプラークの付着状態を視覚的に理解していただく方法も有効ですが，つねに確認できる方法は，「舌感の養成」をし，習慣化することによって，自身でプラークの付着状態を把握することです．これによってプラークの蓄積状態が体調によっても違いがあることがわかってきます．たとえば，風邪をひいたときには通常よりも多くのプラークが蓄積しているため，通常よりもプラークコントロールを強化することで急性歯周病の発症を予防することもできるのです．

■ ■ ■ ■　「リ」……理解できる

■患者さんは千差万別

　患者さんに理解していただきたいことはたくさんあります．理解してもらうためには，まずこちらが患者さんのことを理解したうえで，表現方法を考えなくてはいけません．この「まず患者さんのことを理解する」ことがとても重要です．

　患者さんは千差万別です．表現の仕方によっては理解を得られないこともあ

ります．患者さんがこちらの表現を理解されているかどうかを，つねに患者さんの表情や言動から判断しなくてはなりません．五感を働かせて患者さんを観察することが重要です．

　「その場では理解が得られたと思ったのに，後日確認すると全く理解されていなかった」ということはよくあります．これは，「理解できているだろう」というこちらの思い込みによるものです．患者さんは千差万別であることを忘れないようにしたいものです．

■豊かな表現方法
　さて，そのような千差万別の患者さんに対応するには，私たちの表現方法が豊富であることが重要になります．
　たとえば，ブラッシング圧の強い患者さんに対し，「もっと力を抜いて磨いてください」という表現では伝わらないことがよくあります．このような場合には，どう表現すると理解してもらえるのでしょうか？
　たとえば，「筆を持つように」とブラシの持ち方を表現したり，「ブラシを持つ肘をもう片方の手の平でサポートして」「肩を壁にもたれさせて」「椅子に座ってテーブルに肘をついて」など，さまざまな表現方法があります（詳細については1章⑤をご参照ください）．
　豊かな表現力をもち，千差万別の患者さんに臨機応変に対応することが，私たちに必要な能力です．

「コ」……好感がもてる

■好感をもってもらう
　いくら自分のためになることを聞かされても，好感のもてない人からの助言には耳を傾けようとは思いません．好感をもってもらうことは，会話を成立させるうえでも重要です．
　では，どうすれば好感をもってもらうことができるのでしょうか？
　まず，自分が患者さんに好感をもってもらうことを前提にして「こう思われたい」という自分を具体的にイメージしてみてください．「緊張感の強い患者さんが心を開いてなんでも話せるような，患者さんを安心させることのできる歯科衛生士」「知識が豊富で，経験があり頼りがいもあって，確実な仕事をしてくれそうな歯科衛生士」など，思いはそれぞれだと思います．ならば，その姿になりきって患者さんの前にいるべきです．

1章　ハイジニストワークの基本

　ここで，とても重要なメッセージを紹介しましょう．それは，「出会いは6秒で決まる」というものです．

■出会いは6秒で決まる！
　人は誰でも出会った瞬間の6秒くらいで，「その人となり」までも勝手に想像して頭にインプットしてしまい，一度インプットされたものは簡単には変えられないそうです．つまり，自分の印象が「見た目」で決定づけられるといっても過言ではありません．

　ですから，つねに患者さんの目の前にいる自分は，「自分がなりたい姿」でいるべきなのです．自分を患者さんに全身でアピールしなくてはならないのですから……．

　「やさしい人」でいたい人は，ヘアスタイルやメイクやユニフォームも，そして表情や言葉遣いや話の内容も「やさしい」感じにすることです．「頼りがいがあって，仕事ができそうな人」でいたい人は，それなりに……．

　この「見た目」をつねに意識することで，私たちの行動も変化していきます．

■自分のイメージを具体的にもつ
　日々の仕事では，自分の思うようにはならないこともたくさんあります．けれども「患者さんの目の前にいる姿があなたのすべて」です．

　患者さんに好感をもっていただけるよう，まず具体的な自分のイメージを確立させることから始めてみてください．

　「メリコの原理」は，さまざまな場面で応用できます．ぜひ参考にしてみてください．

①モチベーションの要領「メリコの原理」

患者さんとの会話術「10 のチェックリスト」

☐ 目線を合わせて，まず「笑顔」！

☐ そして，「あいさつ」

☐ 耳と表情で聴く

☐ 「あいづち」と「繰り返し」を忘れずに！

☐ 患者さんの言い分を否定しない

☐ 「専門用語」は使わない

☐ 患者さんに「名前」で呼びかける

☐ 理解を得られなければ，表現を変える

☐ ツール（パソコンの画面，メモ，リーフレット，チャート，鏡，模型など）を利用する

☐ もう一度来ていただけるようにモチベートする

1章　ハイジニストワークの基本

② 患者さんの心をつかむ会話術 「コールドリーディング」

　コールドリーディングとは，数多くある話術の1つです．「cold」＝「事前の準備なしで」，「reading」＝「相手の心を読む」という意味をもっています．容姿や表情，癖などの外観を観察したり何気ない会話を交わしたりするだけで相手のことを言い当て，相手に「私はあなた自身よりもあなたのことをよく知っている」と信じ込ませる話術です．占い師が身につけているテクニックでもあり，悪用すれば「悪徳商売」につながってしまいます．

　このように書くと，嫌悪感をもつ人もいるかもしれません．しかし，多くの人が占いを信じ込んだり悪徳と気づかずに商品を購入したりしています．なぜ簡単に信用してしまうのでしょうか？　つまり，簡単に信頼を得ることのできる会話術なのです．

　このテクニックを私は診療室で応用しています．たとえば，はじめて会う患者さんの口腔内を見ないで，外観やパノラマX線写真からさまざまなことを言い当てていくのです．

■■■■ 顔貌から読む

　まず，顔貌のゆがみがあれば，咬合のバランスがとれていない可能性があります．口角が右側に上がり，目じりが右側に下がっていれば，右側で強く嚙みしめたり右だけで嚙んでいる可能性があります．さらにパノラマX線写真を見ると，顎関節窩における下顎頭の位置が左右で違っていたり，下顎頭の形が変形している場合があります（**図1**）．このような場合，顎関節に炎症をもつことが多く，肩や首に痛みを感じます．そこで私は「右の肩が凝っていませんか？」と言うのです．患者さんは肩こりを訴えてはいませんが，その症状があれば「なぜ言わなくてもわかるの？」と思います．肩こりに悩まされている方であれば，「そうなんです！　つらくて大変なんです．よくおわかりになりましたね」と，苦しみを理解してもらった安堵感さえもたれます．

②患者さんの心をつかむ会話術「コールドリーディング」

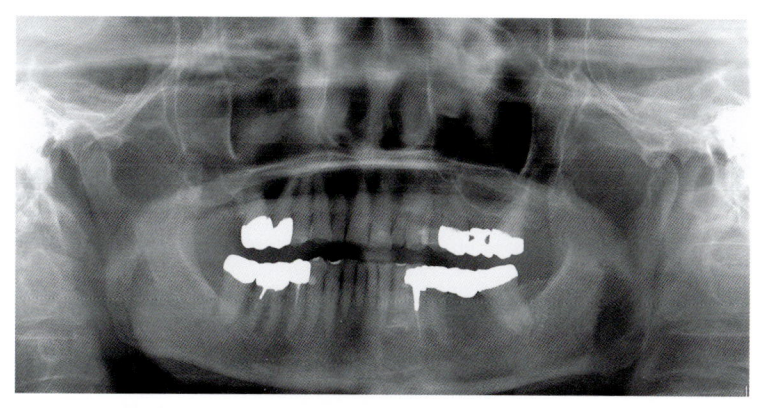

図1 顎関節窩における下顎頭の位置が左右で異なる

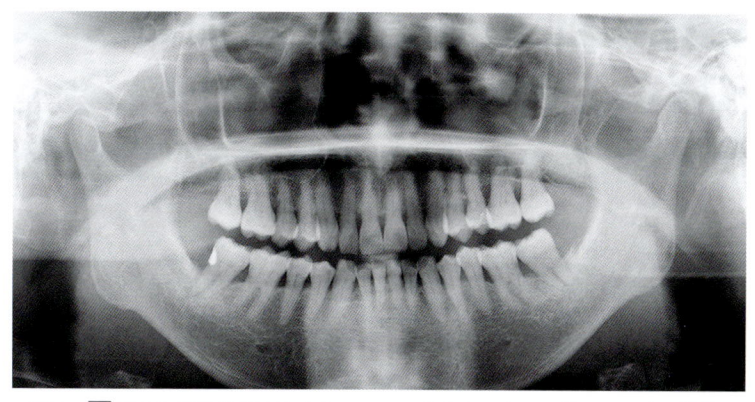

図2 $\overline{7|}$遠心に齲蝕治療がなされていることから，かつて第三大臼歯（$\overline{8|}$）が存在し，抜歯したことがわかる

■■■■ パノラマX線写真から読む

　口腔内を見ないでパノラマX線写真だけを見てさまざまなことを言い当てられることもあります．

　たとえば第三大臼歯がすでになく，第二大臼歯の遠心に垂直性骨欠損があったり，第二大臼歯遠心に齲蝕や歯石の沈着が認められた場合は，過去に第三大臼歯が半埋伏・水平埋伏の状態にあって抜歯をした可能性が高いといえます（**図2**）．抜歯が時間のかかる負担の大きいものだったと推測できることから，「大変な抜歯によく耐えられましたね．頑張りましたね」と，患者さんをたたえます．患者さんは自分の苦しみをわかってもらえたと感じ，歯科衛生士に好意的に接するようになります．

1章　ハイジニストワークの基本

　また，小さな齲蝕の処置がみられる方には，「まじめな方なのですね」と言います．なにしろ自覚症状をもつ前に治療を受けているのですから．「まじめ」といわれて嫌な感情をもつ方は多くありません．多くの方は照れくさそうに「そうですかね～」とにこやかになり，その後の対応が協力的になります．

　治療の仕方や修復・補綴物には，担当した歯科医師や歯科技工士の特徴があり，パノラマX線写真からもそれがうかがえることがあります．そこで，多くの処置歯があり根管治療の仕方や修復の仕方，補綴物の形態が一様でなければ，いくつかの歯科医院で治療を受けたことが推測されます．そこで，「いままで随分いろいろな歯科医院を体験されましたね．次から次へと治療する歯があって大変だったでしょう．あなたは歯の治療に多くの時間と費用を費やされました．もう治療しなくてもいいように，今度は予防に力を入れましょう！」と話します．患者さんは，繰り返し治療が必要であった苦痛を理解してもらったことで親近感をもちますし，予防の重要性を積極的に理解しようとします．

　治療途中で中断している歯や，進行した齲蝕がある場合，「あなたは我慢強い方なのですね．痛みに強いのですか？　私だったらこんな痛みには耐えられないかもしれません．でも，痛みは身体からのメッセージなので，我慢しすぎず歯科医院を受診してくださいね」と話します．痛みに耐えることは，自分の身体にとってけっしてよくないのだと自覚してもらうことができます．また，このような患者さんは再度治療を中断する可能性が高いことから，最後まで治療を受けてもらう必要性を説明しつづけます．「お仕事が忙しいのですか？　でも治療を中断すると，症状をさらに悪化させてしまいます．なんとかして時間をつくってください．私たちもできるだけ協力します」と，治療を中断する危険性を訴えます．

　以上のように，患者さんがもっていると思われる感情やその背景を，顔貌や表情，口腔内の状態から些細なことでも感じとって言い当てていくことにより，「この人は何でもわかってくれるんだ」という信頼感を高めることができます．特に初診時など，できるだけ早い時期に信頼関係を築けると，治療や予防対策の実践がスムーズにできます．

　このような「コールドリーディング」のテクニックを応用するには，X線写真の読みとりや顔貌に現れる咬合の影響など，さまざまな専門知識をもっていなくてはなりません．また，患者さんの感情の変化などを読みとる感性も必要です．この話術を，患者さんとの信頼関係を高める手段の1つとして良心的に活用していただきたいと思います．

Column

身体の調子を整えるストレッチ＆半身浴

■ストレッチ

　緊張感が続いたり，無理な姿勢を長時間強いられることによって交感神経が優位になってしまうと，過剰な力で咬合したり，肩や首，腰のコリや痛みを感じるようになります．特にデスクワークが長時間続くような場合には，こまめにストレッチを行い，血液やリンパの流れを良くすることが重要です．ここでは，椅子に座ったまま簡単にできるストレッチをご紹介しましょう．腹式呼吸を意識しながら行うと身体の中から温まります．

❶ 姿勢を正して両手を両横に伸ばし，軽く手を握って手首を回します．脇を90度に保ち，手首を左右に10回ずつ回します．
❷ 片足を伸ばし，膝を曲げずにふくらはぎを意識して，片足ずつ足首を左右に10回ずつ回します．慣れると両足同時にできるようになります．
❸ 姿勢を正し，正面を向いて耳が肩につくように左右に頭をゆっくり傾けます．肩が上がらないように注意します．
❹ 同様に，姿勢を崩さないようにして，おへそを覗き込むようにゆっくり頭を前方に傾けます．
❺ 同様にして，今度は顎を上に突き上げるようにして頭を後に傾けます．
❻ 正面を向き姿勢を正して，両肩が耳につくようにゆっくり限界まで持ち上げ，ストンと落とします．
❼ 左右の肩甲骨をくっつけるようなイメージで，胸を張って両肩を限界まで後方に向けます．
❽ 右手を右肩に左手を左肩に置き，肘を張って脇を90度に保ち，ウエストを意識しながら，上体を左右にひねります．ゆっくり限界までひねります．
❾ 腕を上方に伸ばし，天空に届かせるつもりで背伸びをします．最後に，立ち上がって背伸びができるとさらに効果的です．

■半身浴

　手軽にリラクゼーション効果を得ることができるのが「半身浴」です．幸いにして日本人には入浴の習慣があることから，習慣として取り入れやすいものでしょう．

　半身浴では，胸から下だけを37～38℃（冬は38～40℃）のお湯に20分間ほど浸かります．副交感神経が高まり，体温が上昇しリラックス効果が得られます．高温になると交感神経が優位になってしまいますので，要注意です．

　お湯にバスソルトを加えるとさらに発汗効果が高まり，アロマオイルを用いると，その精油のもつリラックス効果や体内の老廃物を取り除くデトックス効果などを高めることができます．

　多忙な生活のなかでは，ついついシャワーで済ませてしまいがちですが，半身浴で自分の身体を労わる習慣を身につけていただきたいと思います．

1章　ハイジニストワークの基本

③ プラークコントロールのセルフチェック
―方法と伝え方―

　ここからは，患者さんに伝えるさまざまなセルフケアのアドバイスについてお伝えしましょう．まず，「プラークコントロール」です．
　皆さんは，プラークコントロールの方法をアドバイスする際に，何をもっとも重要視しているでしょうか？　私は，「まず患者さん自身が歯面に付着しているプラークの存在に気づくこと」，つまり，セルフチェックが一番重要だと考えています．プラークの付着状態や形成される時間も毎日同じではなく，体力や免疫力が低下したときは，増量しています．
　そこで，ここではセルフチェックの方法をとりあげたいと思います．

舌感を養成する

　まず，プラークをセルフチェックするための手段としては，「舌感の養成」が有効です．これは，患者さん自身がプラークの付着を理解できるもっとも簡便で有効な方法だと思います．舌感を養成する方法は次頁のとおりです．

③プラークコントロールのセルフチェック―方法と伝え方―

■舌感を養成する方法
　①　舌でなめやすい上顎前歯の唇面をなめ,舌で歯面の感触を覚えていただく（**図1**）.
　②　上顎前歯から1歯選び,1面を術者がブラッシングする（**図2**）.
　③　患者さんに手鏡でブラッシングの方法を確認していただく.

　このとき,「必ず毛先を歯面に当ててください．力を入れすぎず,小さく動かしてください」など,声かけをしながら行います．1歯1面のプラークであれば,ほとんどが1分間ほどで除去できると思います．
　④　再度なめて,プラークを除去できた歯面との比較をしていただく.

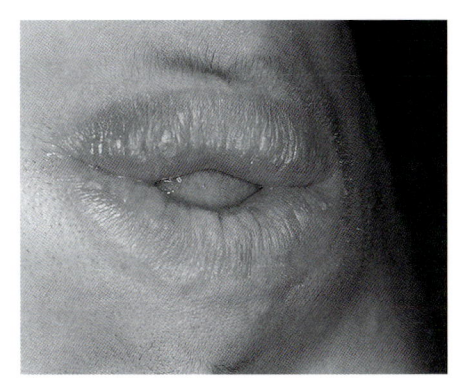

図1　上顎前歯の唇側をなめて,歯面の感触を味わってもらう

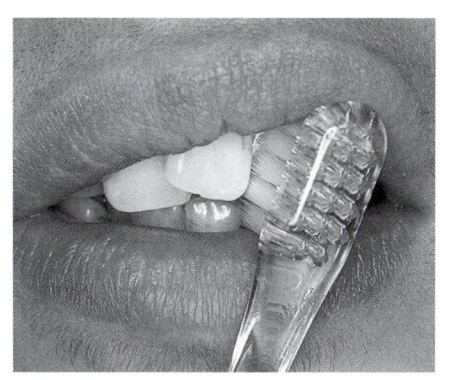

図2　術者が1歯の1面をブラッシングする

　ここで,患者さんの理解が得られればOKです．もし理解を得られなければ,次の2つの方法を試してみてください．

■そのほかの方法
　①　**左下舌側歯面のプラーク除去を行う**
　利き手側の舌側のプラーク除去は困難なため,多くの方は右下舌側に多量のプラークが付着しています．ですから,左下舌側のプラークを除去して両方を比較していただくと,理解が得られやすいのです．
　②　**歯面研磨を行う**
　機械的に歯面研磨を行った歯面はツルツルして,歯間の存在も感じることができ,理解を得やすくなります．上か下,左か右など片顎を対象にするとさらにわかりやすく,効果的です．

1章　ハイジニストワークの基本

歯ブラシのコップ内洗浄

　ときどき，私たち専門家からは考えられないほど多量のプラークが付着している方がいらっしゃいます．そんな患者さんの歯肉は腫脹し，歯ブラシのわずかな刺激でも出血してしまいます．そのような患者さんには，プラークコントロールによって歯肉が健康を取り戻すことを実感してほしいものです．

　このような場合，私は「歯ブラシのコップ内洗浄」を行うよう患者さんにアドバイスします．つまり，多量のプラークが付着した歯ブラシを水の入ったコップ内で洗浄することによって，付着物を視覚的に認識していただくのです．

歯ブラシのコップ内洗浄の方法
① 透明のコップに半分くらい水を入れる（図3）．
② 歯ブラシをコップの中の水で洗浄しながらブラッシングする（図4）．

　初日は，除去されたプラークや出血・排膿のために，コップ内の水は汚く濁ります（図5）．

　ところが，プラークコントロールを続けると，しだいに口腔内のプラーク量は減少します．歯肉が健康を取り戻すにしたがって出血や排膿も減少し，コップ内の水は透明度を増してきます（図6）．

　その水の色を確認することで，患者さんはプラークコントロールの効果を理解することができるのです．

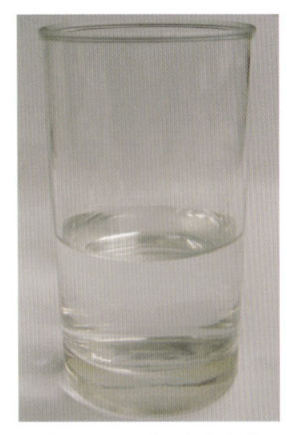

図3　コップに水を半分入れる
図4　ブラシを洗いながらブラッシングする
図5　プラーク・血液・排膿のため水が濁る
図6　歯肉が健康になれば水は濁らない

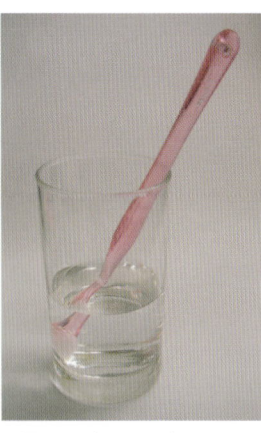

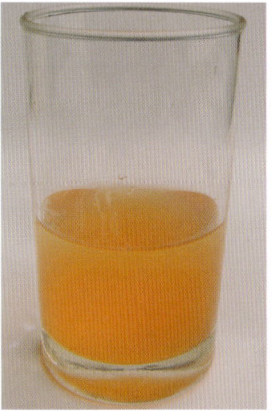

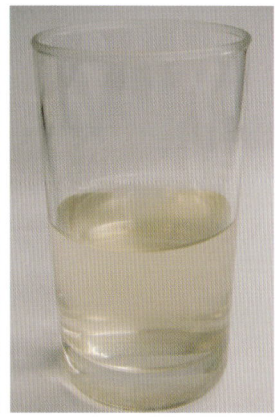

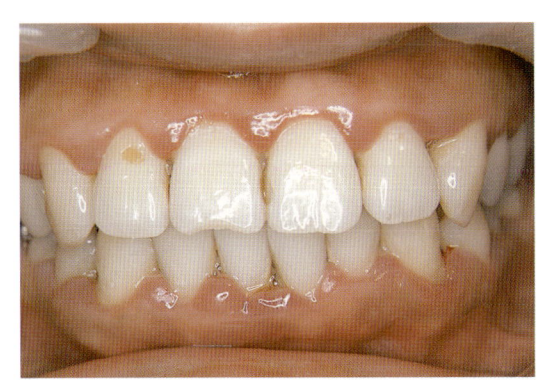

③プラークコントロールのセルフチェック―方法と伝え方―

図7 35歳,男性.歯肉の腫脹を主訴として来院.コップ内での歯ブラシ洗浄をアドバイスする

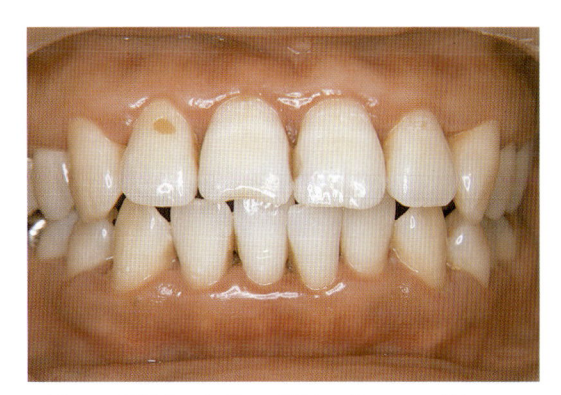

図8 2週間後.毎日20分間のブラッシングとコップ内洗浄を行っていただいたところ,歯肉が改善してきた

ポイントは具体的な数値の提示

セルフケアの方法をアドバイスする際には,1回のプラークコントロールにかける時間と,続ける期間を具体的に伝えます.

たとえば,「このセルフケアとセルフチェックは,1日に20分間,必ず時計で確認しながら,2週間続けてください」など,具体的な数値で示します.

「いつもよりすこし長い時間」とか,「できるだけ長い時間」といった表現では,その方の時間感覚によってとても差があり,あいまいになってしまうので避けましょう.

また,期間を限定することによって患者さんの意欲も増します.延々と長時間続けると思うと負担に感じてしまいますが,時間と期間を限定されることにより「この期間さえ頑張ればよいのだ」という安心感をもてるからです.

自分でプラークと炎症をコントロールできるようになってもらう

このセルフケアとセルフチェックを2週間続ければ,炎症の原因である細菌の影響をかなりコントロールできます.さらに,コップ内の水の濁りが透明度を増してくるのと比例して,歯周組織の変化も手にとるように理解でき,患者さんに納得していただきやすいのです(**図7,8**).

読者の皆さんのなかには,「では,2週間続けた後は,20分間のプラークコントロールは必要ないのだろうか?」という疑問をもつ方がいらっしゃるかもしれません.

1章　ハイジニストワークの基本

　もちろんその後もプラークコントロールは必要です．けれども，この2週間にプラークコントロールの効果を実感できれば，その重要性を患者さんが身をもって体験できるため，仮にその後に炎症が再発したとしても，今度はそのコントロール方法を会得しているので自己判断ができるのです．

　患者さんにセルフチェックをアドバイスしたら，そのチェックが習慣になるよう，来院されるたびに「チェックしてみていかがですか？」「これからも口の中の状態を把握できるようにチェックしつづけてくださいね」などと言葉をかけるようにしましょう．

POINT

染色を行うときの注意点

　プラークを染色し患者さんの視覚的な理解を求める方法が，臨床現場や学校教育では多く取り入れられています．この方法は，磨き残しを知り，コントロール方法を習得するには有効ですが，日常的に簡単に行えるものではありません．やはり，つねに自分で容易に確認できる方法を身につけたほうが，結果的にプラークコントロールテクニックも上達するのではないかと思います．

　染色によって，プラークが付着した場所とその面積を知ることができますが，重要なのは，プラークの厚みを知ることです．細菌がバイオフィルムを形成するため，付着したプラークが厚いほど毒性も高いといえます．新しいプラークと古いプラークが2色に染め分けられる染色剤を使用するとより明確になります．

　そして，細菌に対する感受性にも注意する必要があります．厚いプラークの層が全体にあるにもかかわらず，歯周病や齲蝕を発症していない場合もあれば，染色しても染まらないくらいコントロールされているのに，歯周病や齲蝕を重症化させてしまっている場合もあるのです．

　また，染色する際には誤りを指摘するような「高飛車な態度」にならないように気をつけたいものです．「染め出せばわかりますから」と言われたときから，患者さんはギクッとして不快感をもっているのです．

　染色は，その必要性を患者さんに十分に理解していただいたうえで行うべきでしょう．

④ 患者さんに伝えたい ブラッシングのポイント

■■■■ 患者さんはブラッシングを感触でとらえている

　まず，専門家である私たちと患者さんとの認識の違いを理解しましょう．

　私たち専門家は，プラークコントロールの目的を十分に理解しているため，歯ブラシを使用するブラッシングは，"プラークを歯面から除去すること"と認識しています．しかし患者さんは，むし歯予防，口臭予防，習慣，エチケットなど，漠然とした目的でブラッシングをします．そのため，プラーク除去を確認しながらブラッシングをする「セルフチェック」を行ってもらう必要性があるのです（前項参照）．

　私たちがもっとも理解しなくてはいけないことは，「患者さんはブラッシングを感触でとらえている」ということです．つまり，"磨いた気分"を味わっているのです．

　たとえば，ブラッシングによる歯面の摩耗や擦過傷のある患者さんに軟毛の歯ブラシを勧めて，「こんなに軟らかい歯ブラシだと磨いた気がしない」と言われた経験はありませんか？　患者さんは，自分の記憶にある"磨いた気分"を味わおうとするため，軟らかい歯ブラシではもの足りず，さらに力を入れて磨く傾向があるのです．

■■■■ 強く磨きすぎる患者さんへの対応

　では，「硬い歯ブラシでないと気がすまない」「力を入れないと気がすまない」という方にはどうアドバイスすればよいのでしょうか？

　答えは，"感触"を全く違ったものに変えることです．患者さんは過去の経験の記憶を再度味わおうとするため，その記憶を呼び起こさないようにする必要があります．そこで，ブラシハンドルの持ち方や毛を押しつける感触，ストロークしたときのブラシの動きなどの感触をまったく違うものに変えてしまうのです．

1章　ハイジニストワークの基本

　たとえば，音波振動歯ブラシは，歯ブラシを使用した場合と感触が全く違うので効果的です．そして，プラークが除去できたときの歯面のツルツルした舌ざわりによって"磨いた気分"を味わってもらえるよう，舌感を養成します．
　長年のブラッシング習慣はそう簡単には変えられないので，時間がかかることを覚悟のうえ，たびたび患者さんに確認する必要があります．「何度同じことを言ったらわかってもらえるの！？」と医療者本位にならないことが大切です．

歯間の清掃は難しい？

- "隣接面のプラークコントロールといえば歯間ブラシとフロス"と固執した考えをもっていませんか？　→隣接面のプラークコントロールに有効な清浄用具は歯間ブラシとフロスだけではない
- 歯間ブラシやフロスの使用法を指導してもなかなか定着しない……と悩むことはありませんか？　→患者さんが難しいと感じることは習慣化できない
- 患者さんに「歯間ブラシがすぐに折れてしまう」と言われることはありませんか？　→実は，歯間部の形は患者さんにとってわかりづらい．歯間ブラシの先端をうまく歯間に挿入するには高度な理解力と操作性が必要となる

　以上のような悩みは，すべて「歯と歯の間」が目で見えないことに原因があり，歯間を確認しながら専用の清掃用具でプラークコントロールをしなくてはならないという思い込みがあるためではないでしょうか？　まして，歯間ブラシは頬側や唇側からは挿入できても，舌側からの挿入は困難です．
　そんなときには，次に紹介する歯ブラシを使った歯間隣接面のプラークコントロール「プッシュ＆プル法」を取り入れてみてはいかがでしょう？

プッシュ＆プル法

　隣接面のプラークコントロール「プッシュ＆プル法」では，歯間に挿入しやすいように毛先が細くなったタイプの歯ブラシを使用します（図1，ペンフィット／オーラルケア）．

■プッシュ＆プル法
① まず，毛先を歯の先端にやや傾け，歯間に押し込むように入れる．
② 毛先を押して引く動作を繰り返す（図2）．この動きから「プッシュ＆プ

④患者さんに伝えたい　ブラッシングのポイント

図1　「ペンフィット」（オーラルケア）の毛先."プッシュ＆プル法"では,この毛先の細さがポイントになる

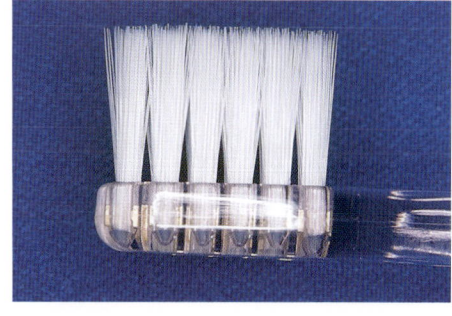

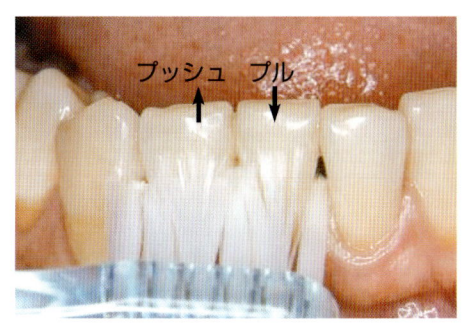

図2　歯間に押し込むように入れて,引くという動作を繰り返す

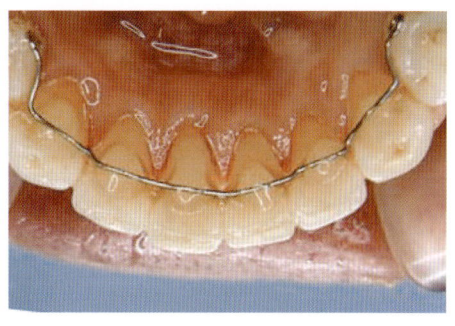

図3　下顎前歯舌側は,プラークが石灰化しやすいと同時に,コントロールが難しい部位である

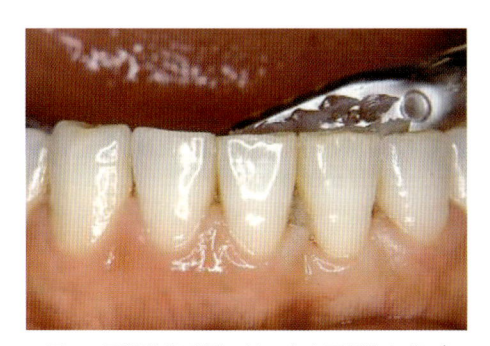

図4　下顎前歯舌側では,左右両側から歯ブラシを挿入し,毛先を歯間に"プッシュ＆プル"する

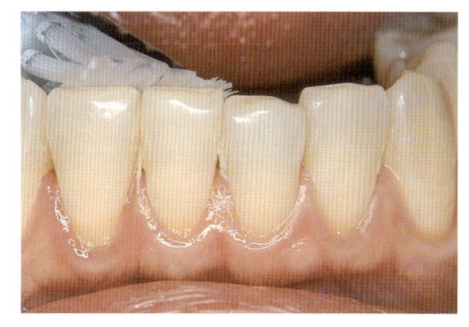

図5　"歯間に毛先を挿入すること"が目的だということを理解してもらう

ル法」と名づけた．

③　特に下顎前歯舌側はプラークが石灰化しやすい場所であり，毛先を当てにくくプラークコントロールが難しい（**図3**）．左右両側からブラシを挿入して毛先を歯間に"プッシュ＆プル"すると楽にコントロールできる（**図4**）．

④　指導する際には，歯ブラシの毛先を歯面に当てて動かす方法とは違い，歯間で"プッシュ＆プル"すること，つまり「歯間への毛先の挿入」が目的であることを理解していただくことが大切である（**図5**）．

1章　ハイジニストワークの基本

■電動歯ブラシの一例

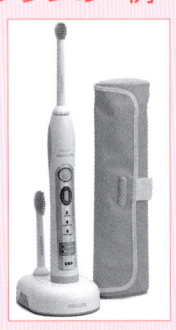

図6　「ソニッケアーフレックスケアー」（ヨシダ）　　　図7　「プリニア」（ジーシー）

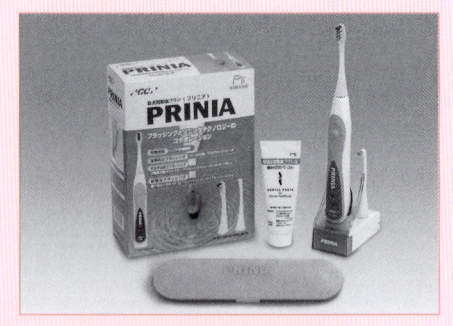

■■■■　音波振動歯ブラシって何？

　電動タイプの歯ブラシは，おおまかに「電動歯ブラシ」「音波振動歯ブラシ」「超音波振動歯ブラシ」の3つに分類することができます．そのなかでも，現在特に注目されているのは「音波振動歯ブラシ」といえるでしょう．

　「音波振動」とは，気体，液体および固体の中を伝わる弾性波動であり，特に，空気中を伝わり，ヒトが音として感じる範囲の振動数をもつものをさします．

　単位はヘルツ（Hz）で表現され，1秒間に振動（往復運動）する回数を振動数として表します．つまり，1秒間に10回振動すれば，10 Hzです．ヒトが音として聞きとることができる20〜20,000 Hzを"音波"とし，19 Hz以下は"超低周音波"，20,000 Hz以上が"超音波"になります．超音波歯ブラシとは，超音波振子を内蔵し，超音波を発生させているものです．

　ソニッケアーフレックスケアー（ヨシダ，図6），プリニア（ジーシー，図7）はともに1分間に31,000回の振動があり，1秒間の振動数は約258 Hzになります（31,000回÷60分÷2（往復換算）≒258 Hz）．この振動により，フルイドフォース（液体流動）が起き，プラーク除去効果が発揮されます．

　臨床においてもっとも重要なことは"ダメージを与えないこと"です．歯質，修復物表面を傷つけることは避けなくてはなりません．音波振動ブラシは，振動の幅が小さく，使用時に圧をかける必要がないことから，力を入れて手用歯ブラシを使用するよりも安全に使用でき，さらにプラーク除去効果は手用よりも高いという研究結果もあります．

　電動歯ブラシを選ぶときは，歯面にダメージを与えることがないものを選ぶことがポイントです．

Column

免疫力を高める食事

免疫力を高めるためには，自律神経のバランスを整えることが大切だといわれています．そのためには，「良質な食事」「適度な運動」「十分な休息・睡眠」「笑い，楽しむ」この4カ条を実践することが大切です．では，「良質な食事」とはどのような食事なのでしょうか．

私たちの体内では免疫細胞（リンパ球，マクロファージ，ナチュラルキラー細胞など）がウイルスや病原体を貪食したり攻撃したり，抗体を作ったりしています．この免疫細胞を作ったり活性化したりする成分を含む食品を摂ることが，「良質な食事」であるといわれています（表1）．

アメリカでは，植物性食品に含まれる成分が「がん予防」に効果があるかを科学的に解明するために，1990年から「デザイナーズフーズ・プログラム」の研究が国立がん研究所によって始められました（図）．3層ピラミッドの上層にいくほど，がん予防の効果が期待できるとされています．そこに日本でなじみ深い同様の効果を期待できる食品を加えると，多種多様な食品にがん予防効果が期待できることがわかります（表2）．

活性酸素を抑制することによって病気や老化を予防するには，抗酸化成分が含まれる食品を摂取するとよいとされています．おもな抗酸化成分はビタミンA（カロテン），ビタミンC，ビタミンE，ポリフェノールです．これらは，ここにあげる野菜以外にもサバやアジ，サンマなどの魚にも多く含まれています（表3）．

また，腸は，免疫細胞の6割が集まっているといわれる，身体で一番大きな免疫器官です．腸を健康に保つためには，食物繊維と乳酸菌を摂り，腸内の善玉菌を増やすことが大切です（表4）．

患者さんとの会話のなかで，さまざまな視点から健康情報を提供できると，患者さんの健康観や価値観がさらに高まり，口腔への関心もしだいに高まっていくことと思います．

参考文献：新谷弘実，新谷尚子：胃腸は語る 食卓篇レシピ集．弘文堂，東京，2000．

表1 免疫力アップに効果があるとされる食品の一例

食品の効果・特徴	食品	成分
タンパク質を含む	肉，魚，卵，豆腐 など	タンパク質（リンパ組織や抗体を運ぶタンパク質の維持などに必要）
免疫活性力がある成分を含む食品	多くの野菜，きのこ，海藻，乳酸菌 など	ファイトケミカル，多糖類 など
抗酸化成分を含む食品	多くの野菜，大豆，くだもの など	ビタミン類，ファイトケミカル など
ミネラルを含む食品	肉，魚介，卵，牛乳，大豆，穀類，野菜，果物，海藻 など	亜鉛，セレン など（抗酸化作用がある）
腸内細菌のバランスを整える食品	ヨーグルト，ケフィア，いも，野菜，きのこ，果物，穀類，海藻 など	乳酸菌，食物繊維 など

図 デザイナーズフーズのピラミッド

（上層）ニンニク，キャベツ，甘草，大豆，ショウガ，セリ科植物（にんじん，セロリ，パースニップ）

（中層）たまねぎ，お茶，ターメリック，玄米，全粉小麦，柑橘類（オレンジ，レモン，グレープフルーツ），ナス科（トマト，ナス，ピーマン），アブラナ科（ブロッコリー，カリフラワー，芽キャベツ）

（下層）ハーブ（バジル，タラゴン，エンバク，ハッカ，オレガノ，タイム，アサツキ，ローズマリー，セージ），メロン，きゅうり，じゃがいも，大麦，ベリー類

重要度：上層ほど高い

表2 がん予防に効果があると考えられる食品の一例

にら・せり・パセリ・しそ・だいこん・かぶ・かいわれだいこん・わさび・ほうれんそう・かぼちゃ・さつまいも・ごぼう・きのこ・ごま・とうふ・海藻・アボカド・キウイフルーツ・ブルーベリー・バナナ・プルーン・パパイヤなど

表3 抗酸化成分が含まれる食品の一例

小松菜・ほうれんそう・グリーンアスパラ・せり・セロリ・にんじん・なす・トマト・ピーマン・かぼちゃ・ゴーヤ・アボカド など

表4 腸内環境を整える効果のある食品の一例

じゃがいも・やまいも・さといも・さつまいも・ごぼう・れんこん・発芽玄米・雑穀・こんぶ・ひじき・わかめ・ヨーグルト・ケフィア など

1章　ハイジニストワークの基本

⑤ さまざまなセルフケアテクニック

　ここでは，患者さんにアドバイスするテクニックについて，さまざまな角度から取り上げてみましょう．
　セルフケアは個人の生活習慣に組み込まれています．習慣になっているために自分では気づきにくいこともありますし，逆にちょっとしたアドバイスがヒントになってずいぶん効果が上がることもあります．

スタイルテクニック

　ブラッシング圧の強い方や，ストロークのコントロールが難しい方には，歯ブラシの把持方法や姿勢を変えたり，ブラッシングする場所を変えることでコントロールの改善を行う場合があります．

■患者さんへのアドバイスの内容
　① 歯ブラシの把持（図 1-1〜4）
　・ペンを持つように，親指・人さし指・中指の 3 本の指で持つ
　② 歯ブラシを持つ手をサポートする
　・歯ブラシを持つ手の肘を反対側の手の平でサポートする
　・直立姿勢で壁に背中をもたれさせる（図 2）
　・椅子の背にもたれ，歯ブラシを持つ手の肘をサポートする（図 3）
　・椅子に座ってテーブルに肘をつく（図 4）
　・ソファに座って肘かけに肘をつく
　③ 鏡は見ない
　「鏡を見ながら歯磨きをしましょう」とアドバイスしている方も多いと思います．けれども，鏡を見て歯ブラシの毛先が歯面に当たっているかどうかを確認できるのは，前歯の唇側のみです．歯ブラシを使っているときは，感触で歯ブラシの当たり具合をとらえるので，鏡を見る必要はありません．むしろ，自分

⑤さまざまなセルフケアテクニック

■ いろいろな歯ブラシの持ち方

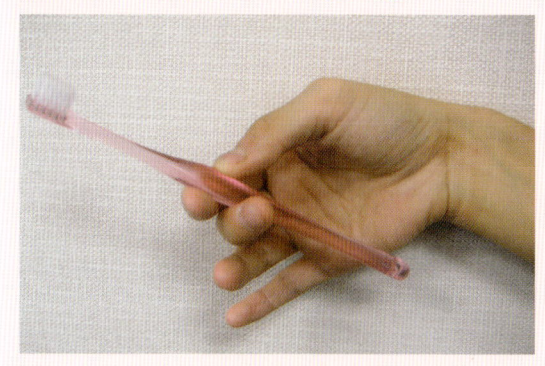

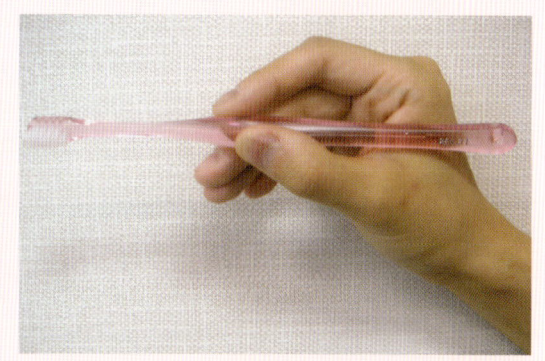

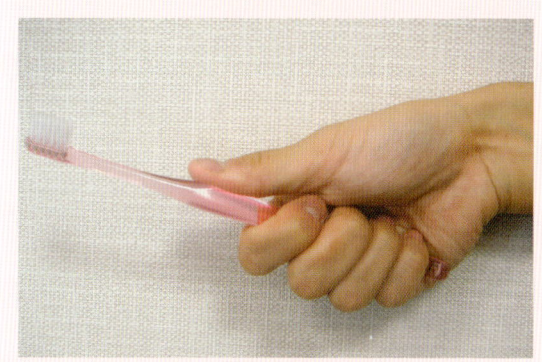

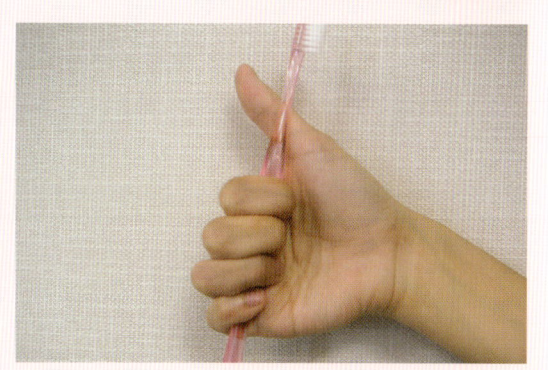

図1-1〜4　歯ブラシの持ち方はいろいろ．どの持ち方が力が入りやすいか，コントロールしやすいか，実際に試してから患者さんごとにアドバイスしよう

■ ブラッシング時に身体をサポートする

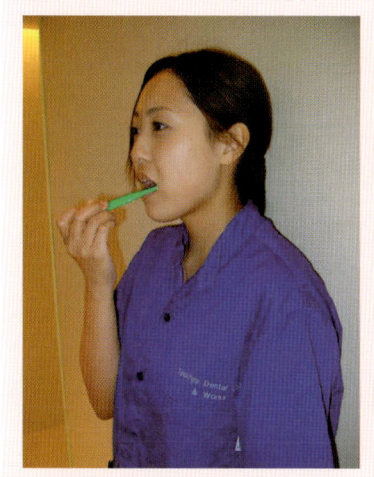

図2　壁に背をもたれさせる

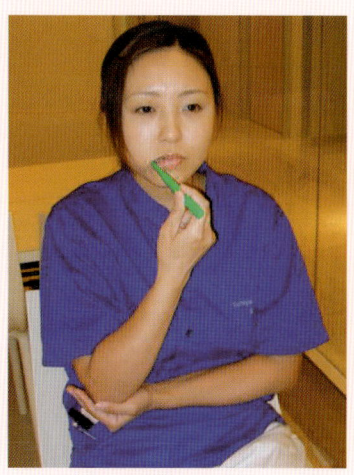

図3　椅子の背にもたれ，肘を手でサポートする

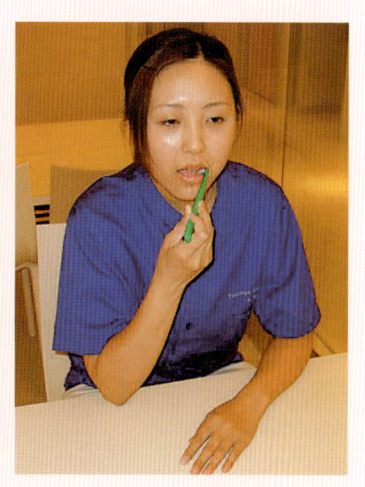

図4　テーブルに肘をつく

1章　ハイジニストワークの基本

の身体で日ごろ気になっているところを鏡で見ようとして，意識が歯磨きから離れてしまいます．

④　洗面所以外の場所で

通常の住宅では，洗面所は1人になりがちで，ブラッシング時間も実際より長く感じてしまいます．リラックスするためにもリビングなど洗面所以外での場所でブラッシングすることを勧めています．

トゥースペーストテクニック

低濃度のフッ化物配合歯磨剤を有効に使用するテクニックです．

フッ化物の齲蝕抑制効果は 1,000ppm で 20〜30％あるとされ，1,000ppm 以上では 500ppm ごとに 6％抑制効果が上昇し，500ppm 以下ではその有効性が確立されていません．

日本の薬事法では，歯磨剤に含有されるフッ化物濃度の上限は 1,000ppm と定められており，歯磨剤を使用して歯磨きを行い，洗口後 2 時間前後は唾液中に 0.5〜0.005ppm 残るとされています．0.05ppm 以上に保たれるのは，0.5 g の歯磨剤を使用して 1.5〜2.5 時間，0.1 g で 0.5〜1 時間とされています．

つまり，大人であれば 0.5 g，子どもは 0.3 g の歯磨剤が必要ですので，大人で「枝豆の大きさ」，子どもで「納豆の大きさ」くらいの量の歯磨剤を使用すると効果的です．

私は，よりフッ化物を有効に使用するために，次のようにアドバイスをしています．

■患者さんへのアドバイスの内容

①　歯ブラシには何も付けずにプラーク除去を行う
②　その後うがいをし，歯ブラシを洗う
③　歯ブラシに歯磨剤を付け，歯に塗るようにすりこむ
④　少量の水（20 cc くらい）を口に含み，すみずみまでフッ化物がいきわたるようにうがいをする
⑤　吐き出した後は，それ以上うがいをせず，1 時間は飲食，洗口を禁止する

この方法は，齲蝕予防の先進国であるスカンジナビア諸国で積極的に取り入れられている方法です．海外では歯磨剤に含有されるフッ化物の濃度が日本より高いことから，ここではあえて，まず歯磨剤を付けないでプラーク除去をすることを強調しました．

⑤さまざまなセルフケアテクニック

ガーグルテクニック

　患者さんにとって，ガーグルテクニック（うがい）についてあらためてアドバイスされることはあまりないと思います．そのため，「うがいをしてみてください」と言うとガラガラうがいをされる方もいらっしゃいます．
　うがいの目的の1つは，「唾液分泌を促す」ことにあります．頬筋や口唇筋，口輪筋を鍛え，血流を増進させます．そうすることで，筋のスムーズな運動により唾液の流動性が高まり，唾液腺が刺激されることで唾液分泌が高まります．

■患者さんへのアドバイスの内容
① 口に20〜30ccくらいの水を含む（多すぎると口から飛び出してしまう）
② 上唇・下唇・左右の頬のうち1カ所に水を入れる
③ ほかの箇所には水が流れないようしっかり引き締める
④ 1カ所で水を激しく移動させる（ブクブクさせる）
⑤ 1カ所につき5回，4カ所（上唇，下唇，左頬，右頬）でのうがいを1クールとする（図5〜8）

　1回のうがいで5クール行えば，筋肉を100回激しく動かすことになり，効果的です．

■唾液分泌を促すガーグルテクニック（図5〜8）
1. 上顎前歯と上唇の間に水を入れてブクブク（5回）
2. 下顎前歯と下唇の間に水を入れてブクブク（5回）
3. 右頬に水を入れてブクブク（5回）
4. 左頬に水を入れてブクブク（5回）

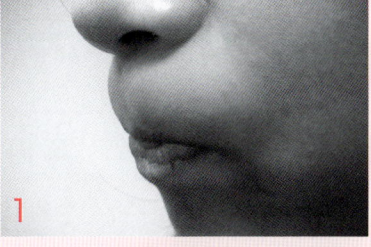

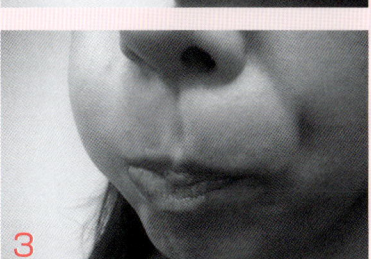

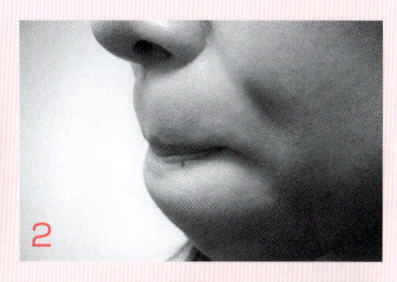

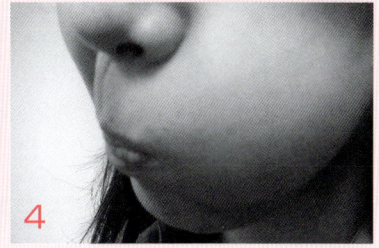

1章　ハイジニストワークの基本

■マッサージテクニック（図9〜12）

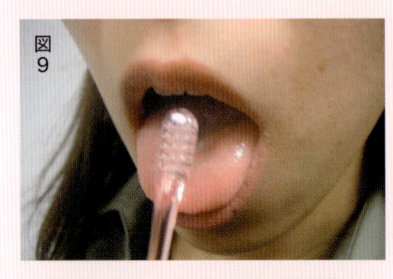

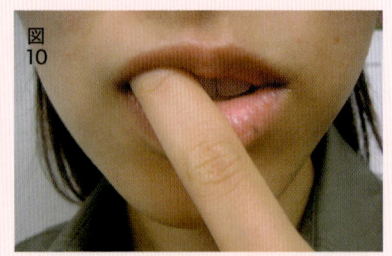

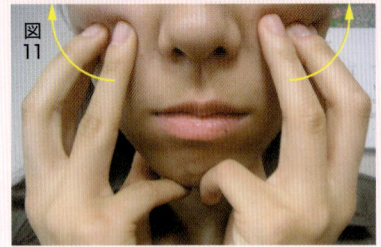

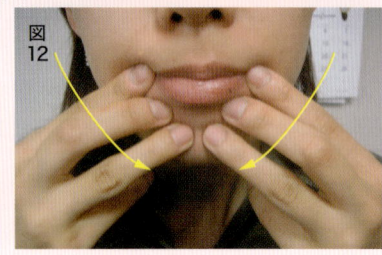

図9　舌に毛先を当ててすこしずつ動かす
図10　指で歯肉をマッサージする
図11, 12　顔面のマッサージ．3本の指でゆっくり圧迫しながら矢印の方向へ移動させていく

マッサージテクニック

　マッサージは，口腔内の粘膜や歯肉，さらに顔面にも行います．目的は，粘膜や歯肉に刺激を与えることで血流を促進させ，組織を活性化することです．また，小唾液腺への刺激にもなり，唾液分泌が高まります．

■患者さんへのアドバイスの内容
　① 口腔内のマッサージ
　口腔内の粘膜マッサージには，大きめで軟毛の歯ブラシや，「くるリーナブラシ」（オーラルケア）などを使用し，力を入れすぎないように注意しながら行います．頰粘膜，口蓋，舌に毛先を当て（図9），すこしずつ動かします．歯肉は，清潔にした指で小さく回すように動かしながら唇側・頰側の歯肉全体，そして粘膜移行部をマッサージします（図10）．
　② 唾液腺・顔面のマッサージ
　唾液分泌の促進には唾液腺のマッサージも効果的です．耳下腺は耳たぶの下方を人差し指と中指で，舌下腺・顎下腺は親指で軽く圧迫するようにします．
　顔面のマッサージは，3本の指（人さし指，中指・薬指）を同じくらいの高さに揃え，小鼻の横から顎関節までを，すこしずつゆっくり圧迫するように移動させます（図11）．さらに顎関節からオトガイまでをマッサージします（図12）．

1章　ハイジニストワークの基本

⑥ ライフステージを考慮したケアを

　齲蝕も歯周病も，"感染症"でありながら，生活習慣を背景とした環境要因や口腔や全身における複数のリスクが大きく関与した多因子性疾患です．したがって，セルフケアのアドバイスをするにあたってもライフステージや生活背景を考慮する必要があります．

　個人の生活背景はなかなか把握しにくいものですが，生活背景を無視したアドバイスを行っても患者さんに日常生活に取り入れていただくことはできません．また，仮に一時的に取り入れることができたとしても習慣化させることは難しいものです．

　ここでは，ライフステージや生活背景を考慮したさまざまな対応を，**図1**をもとに考えたいと思います．

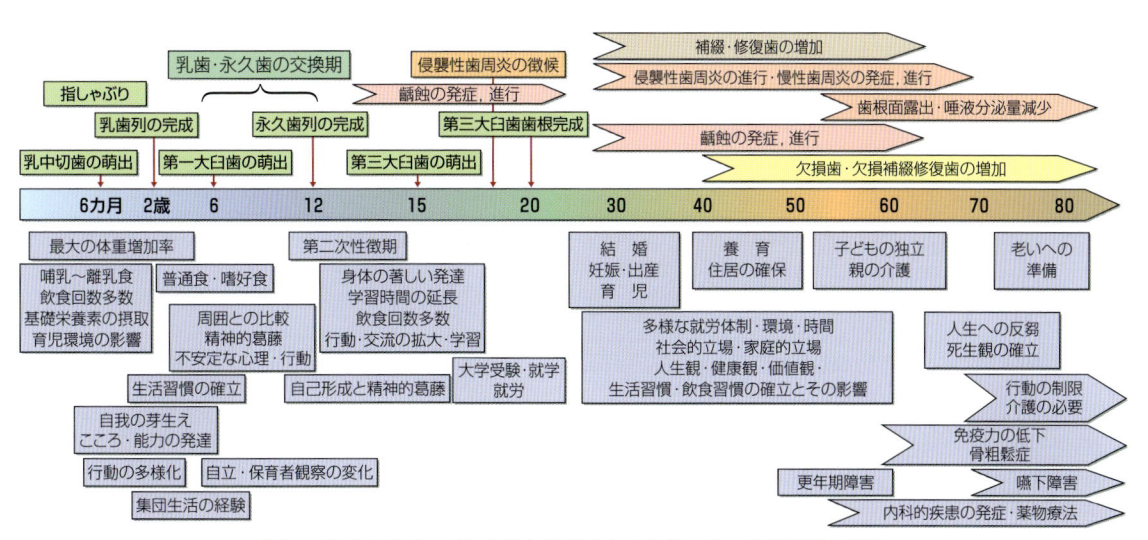

図1　ライフステージからみた患者さんの身体・心・生活背景の変化

1章　ハイジニストワークの基本

乳児期（0〜2歳くらい）

■ この時期の特徴

・乳歯の萌出・乳歯列の完成期
・哺乳から離乳食，普通食へと摂取形態が大きく変化する時期
・保育環境が大きく関係する

　現代では，希薄な近所づきあい，核家族化，少子化により，周囲に育児のアドバイスをしてくれる人が少ない環境で育児をしている母親が多くいます．結果として育児書やインターネットなどから情報を得る場合が多く，その情報と自分の子どもの状況を比較して不安感や孤立感をもつケースも多いようです．
　また，祖父母などと同居している場合には，育児を助けてもらえる反面，育児方針の違いに悩むこともあるでしょう．逆に，母親が働いているために子どもを低年齢時から保育園に預けた場合は，保育専門家から直接的なアドバイスを受けることができます．さらに保育園では運動や食事の量，時間割が決まっていることから，比較的生活習慣が安定しやすいというメリットもあります．
　生活習慣は，このようにさまざまな環境によって構成されています．私たち歯科衛生士は，それぞれの患者さんの背景を的確に把握することで，より適切なアドバイスができるようになるのではないでしょうか．

■ 乳児期のプラークコントロール

■歯磨きを習慣づける

　この時期の子どもは，授乳・離乳食の摂取回数が多い時期ではありますが，そのつど口腔内に食物が残っていないことを確認するうえでも口腔のケアは必要です．
　この時期，子どもはお腹がいっぱいになると眠くなるため，口腔内に食物が残ったまま寝入ってしまうことも多いものです．保育者としてはせっかくの睡眠を妨げたくないと思われるでしょうが，子どもは本当に眠いときは一時的に泣いてもすぐに寝入ります．したがって，保育者には歯磨き習慣の必要性をしっかりと理解していただきましょう．

⑥ライフステージを考慮したケアを

■萌出したばかりの乳歯のプラークコントロール（6 カ月〜1 歳くらい）

　保育者と乳児が歯ブラシに慣れるよう，早期から歯ブラシの使用を勧めます．乳児用の軟毛歯ブラシを，歯磨剤を使用せずに使用するよう指導しましょう．

　開口させるときには，術者の人さし指に綿製の布手袋の指部分を装着するとよいでしょう（**図 2・上**）．やさしく声かけをしながら，指で口唇や頬に触れ安心感を与えてから指を口腔内に入れ，開口を支えてブラッシングをします．

■乳歯列が完成するころのプラークコントロール（1 歳すぎ〜2 歳くらい）

　このころになると，子どもには好奇心が芽生え，意思表示や自己主張をするようになります．それまでは保育者に任せていたことにも反抗の意思を示すことが多くなり，保育者としては頭が痛くなる時期です．

　歯磨きの際も，ときには泣き叫び，暴れまわっていやがるようになります．保育者から「子どもが歯磨きをさせてくれない」という訴えが聞かれたら，まず「子どもが親に反抗するのは成長の証なのですよ」と伝え，喜びと安心感をもっていただくようにします．

　しかし，この時期の子どもの反抗を放っておくと，いつまでも歯磨き習慣が定着しません．ときには押さえつけてでも歯磨きをしなくてはならないこともあります．

　歯磨きをする際には，子どもが保育者の指を強く噛むこともあるので，割り箸にガーゼや包帯などを巻きつけたものを開口器の代わりに用いる場合もあります（**図 2・下**）．めげずに何度か繰り返し続けると，やがて子どもはおとなしく歯磨きに応じるようになります．

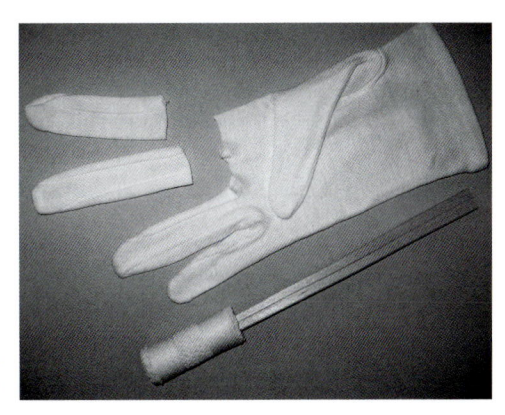

図 2　綿手袋の指部分をカットしたもの（上）と割り箸にガーゼを巻きつけたもの（下）

1章　ハイジニストワークの基本

POINT　子どもを歯磨き嫌いにさせないためのポイント

　子どもを歯磨き嫌いにさせないことも大切です．私は次のような内容を保育者にアドバイスしています．
① 子どもは，楽しいことやほめられることが大好き
② 上手にできたら，大げさなくらいほめる
③ 術者はけっして怖い顔をしない
④ 脇腹などをくすぐり，思いっきり笑わせてから歯磨きを始める（楽しい気分にしてからスタート）
⑤ 術者が歌をうたいながら歯磨きすると子どもは喜ぶ
⑥ 家族で歯磨きごっこをすると楽しい
⑦ 好きな曲，歌を聴きながら（1曲が終わるまで歯磨きを続ける）
⑧ おとぎ話を聴かせながら
⑨ 保育者が子どものお友だちの歯磨きをしていると，やきもちを焼いて自分から歯磨きをしてほしがる

乳児期の「こんなときはどうする？」

■フッ化物塗布はどうする？

　乳児のころはうがいもできず，味のあるものを舌で押し出すこともたびたびです．そのような場合は，次の方法を試してみてください．
　① 保育者が人さし指と親指の指の部分に布手袋をはめ，人さし指の先にほんのすこし（0.1〜0.2ｇ＝綿棒の先くらい）のフッ化物を付ける
　② 人さし指と親指と十分にこすり合わせてフッ化物を浸み込ませ，乳歯表面をぬぐうようにすりこむ

■指しゃぶりはどうする？

　親指1本を根元までくわえて吸っていると，上顎のＶ字型アーチの形成や上顎前突を生ずるおそれがあります．また，人さし指と中指の2本を入れる場合は，開咬などの悪影響が心配されます．

⑥ライフステージを考慮したケアを

　しかし，保育学の視点からは"指しゃぶり"は決して悪いものではなく，子ども本来の吸啜欲求によるもので，気分を安定させる手段でもあります．授乳期間が長く，母親との接触に十分満足していると，発現率が低いとも考えられています．

　ただ，2歳をすぎても長時間行っている場合は，歯列や咬合に影響を及ぼすことも考えられます．保育者としては"指しゃぶり"をやめさせることに苦労することもあるでしょう．

　子ども自身にとって指はいつも近くにあるため，指しゃぶりをやめさせることはなかなか難しいものです．けれども，おしゃぶりなら比較的簡単にやめさせることができます．指しゃぶりをやめさせる手段の1つとして，まず「おしゃぶり」を与えて対象を自分の手指から物に移行させ，その後におしゃぶりをはずしていくのも一手でしょう．

　おしゃぶりの使用については，海外と日本では考え方が異なります．海外では顎や口腔筋の発育に必要なものとしてとらえられていますが，日本では母親との接触が希薄になると捉えられることもあり，長期使用における咬合への悪影響を危ぶむ方が多いようです．

■ "だらだら食い"はどうする？

　この時期は，子どもが食べ方を学ぶ時期でもあります．上手に食物を捕食・咀嚼することに時間がかかり，食物を手づかみして口に入れようとしたり撒き散らしたり，遊びながら食べることも多くなります．保育者としては準備や片づけが大変な時期といえるでしょう．

　また，保育者は育児書などに書かれた食事の必要量を子どもに摂らせようとして，時間をかけてだらだら食べさせる場合もあります．

　子どもはお腹がすいていれば，一所懸命に食べようとします．そうでなければ遊びます．ですから，食事中に子どもが遊びはじめたり食事をほしがらなくなったりしたら，それ以上与えなくてもよいのです．

　この時期の食事の制限時間は，約20分が目安です．保育者も，テレビなどを観ながら食事を与えるのではなく，集中して子どもの食事に向き合うことが大切ですし，何よりもお腹をすかせるために十分な運動をさせること，そして食事と食事の間隔を開けることが"だらだら食い"の予防につながります．

1章　ハイジニストワークの基本

幼児・学童期（3〜12歳）

この時期の特徴

- 6歳前後に第一大臼歯が萌出
- 乳歯と永久歯の交換期
- 集団生活によりさらに行動範囲が広がり，社会的ルールや自己コントロールを学ぶ時期
- 身体の基礎形成期
- 家庭での習慣が口腔環境に大きく影響する

　乳歯列が完成し，第一大臼歯が萌出するまでの期間に，幼児は飛躍的な成長をとげます．行動様式も大きく変わり，集団生活の体験から他者とのかかわりを学ぶ時期でもあります．一個人としての評価を求め，ほかと比較して客観的に自分を見ようとしはじめるのもこの時期です．

　第一大臼歯は萌出期間が1〜1年半と長期に及び，その間は歯肉が歯の一部分を覆っていることから，齲蝕リスクのもっとも高い時期になります．にもかかわらず，乳歯の後方にあることから保育者が永久歯であることに気づきにくく，生活のすべてに保育者の手を必要とする乳児期と違って，身体の細部での変化に注意が向けられなくなる点でも注意が必要です．萌出以前から認識を高め，萌出期間中のケアについてしっかりアドバイスする必要があります．

　第一大臼歯は，口角から横に歯ブラシを挿入したとしても，普通の歯ブラシでは毛先を咬合面に届かせることは不可能です．覆いかぶさる歯肉弁を傷つけることもあることから，ワンタフトブラシの使用が必要不可欠です（図3）．

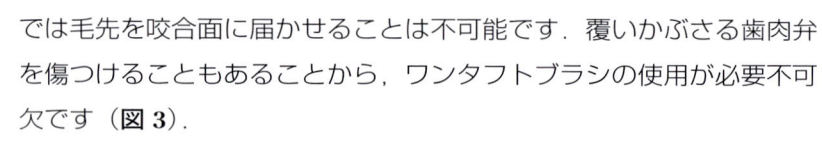

　1章⑤でお伝えした「トゥースペーストテクニック」を取り入れることも有効です．まずは，ペーストを付けずにプラークを除去してから，フッ化物を含有したペーストを付けて歯に塗ります．この際は，第一大臼歯からスタートすることをお勧めします．

　また，リンとカルシウムを含有する「MIペースト」（ジーシー）の使用により歯面をコーティングすることは，ぜひ取り入れたい齲蝕予防対策です．

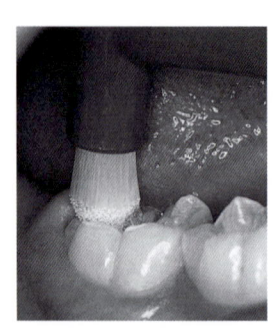

図3　第一大臼歯の萌出途中には歯肉弁が覆いかぶさることがあるので，ワンタフトブラシを使用する（プラウトS，オーラルケア）

⑥ライフステージを考慮したケアを

思春期（13〜18歳くらい）

■■■■ この時期の特徴

- 永久歯列の完成
- 第二次性徴期，反抗期
- 異性への関心や自意識が高まる
- 人間関係や将来について深く考えるようになる
- 高校受験，大学受験の準備期間

　思春期の初期ごろに永久歯列が完成し，咬合が確立されます．また，成長ホルモン分泌の影響で歯肉に炎症を起こしやすくなります．

　10〜15歳くらいは第二次性徴期と表現され，成長が著しく，身体面と精神面の成長のバランスをとりにくい時期です．精神的に不安定になりいらだちや焦りを感じるため，反抗期ともよばれています．その一方で，さまざまな活動を通して他人とのコミュニケーションの必要性や要領を学ぶ時期でもあります．

1章　ハイジニストワークの基本

■■■■　思春期のプラークコントロール

■モチベーションが難しい

　この期間の患者さんは，プラークコントロールなどのアドバイスを行っても，無表情であったり，あいまいな返答であったりすることが多いものです．歯科衛生士としてはモチベーションの難しさを感じますが，年齢特有の精神的背景などを考慮して，成長を見守るまなざしが必要です．

■部活や受験勉強で忙しい毎日

　また生活背景としては，受験勉強のために就寝時間が短くなったり，活発に身体を動かして空腹になり，飲食回数が増える傾向にあります．したがって，齲蝕や歯肉炎の原因について理解してもらい，飲食回数が増えることによる口腔への悪影響やプラークコントロールの必要性についても情報提供をすることが必要です．

■咬合への配慮も

　また，永久歯列の完成とともに咬合が確立される時期でもあることから，咬合の観察も必要です．不正咬合や歯列不正があったら，歯科医師に相談して矯正治療を勧めることも，口腔疾患の予防につながるでしょう．「頬づえをつく」「同じ姿勢で寝る」など，日常習慣が顎口腔領域の発育に悪影響を及ぼす場合もあるので，顔貌の観察が必要です．

■侵襲性歯周炎について

　遺伝的な要素のある侵襲性歯周炎の発症は，12～18歳ごろに多く認められます．病状として歯肉の腫脹や出血などがありますが，本人や親に知識がなければ見逃されやすいものです．また齲蝕が主訴で来院した場合には，齲蝕処置に重点が置かれがちなため，歯肉の問題にも注意を払うことが大切になるでしょう．

　歯肉に炎症のある思春期の患者さんに対しては，思春期性歯肉炎と診断されることが多いのですが，侵襲性歯周炎である可能性も疑って，プロービングや全顎のX線検査がなされるべきです．歯科医師によって確定診断がなされたら，適切な治療が必要となります．

⑥ライフステージを考慮したケアを

青年期（18〜40歳くらい）

この時期の特徴

・自立，社会進出
・仕事とのかかわり
・結婚，妊娠，出産，子育て

　青年期は，めまぐるしく変化する環境への適応が必要とされることから，精神的・肉体的なストレスにさらされる時期です（**図4，5**）．

　保護者に扶養される立場から自立し，結婚・出産などにより家族を構成し，扶養する立場に変わります．女性の場合，結婚後も仕事を続ける場合には仕事と家事の両立を，さらには出産によって子育てをもこなさなければならず，体力的にも負担の大きい時期といえます．

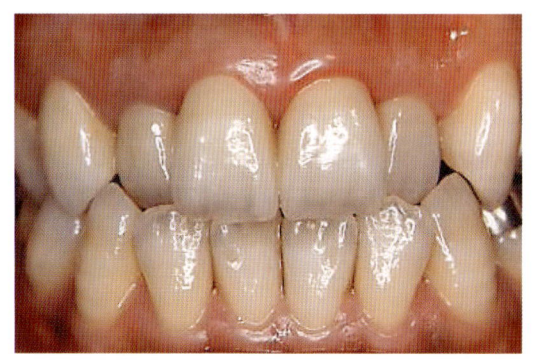

図4 43歳，女性，月経周期関連歯肉炎，生理2日前から4〜5日間，辺縁歯肉に腫脹が認められる．疲労時には特に著明．プラークコントロールの良否が原因ではない

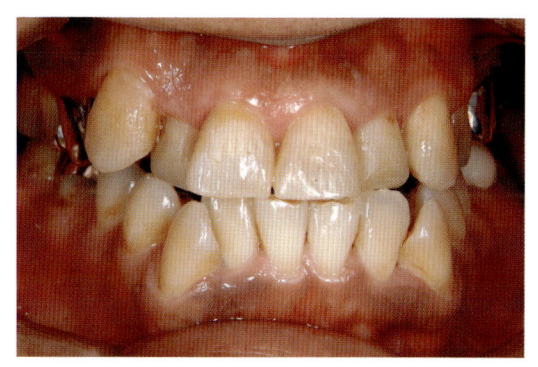

図5 32歳，男性，調理師．仕事中に味見をすることによりつねに口腔内のpHが低く，リスクが高い．それぞれの事情に応じて細やかに対応したいものである

妊娠・出産期のアドバイス

■妊娠・出産期の口腔内

　女性にとって，妊娠・出産は身体的ストレスがとても大きいものです．つわ

1章　ハイジニストワークの基本

りによって嘔吐反射が頻繁に起こることや，胎児によって腹部が圧迫されるため食事を数回に分けて摂ることから，口腔内のpHが低くなりがちです．

また，味覚の変化により甘い物がほしくなったり，嘔吐反射や倦怠感などによってプラークコントロールがしにくくなったりするため，通常より齲蝕を発症しやすくなります．また，妊娠性歯肉炎の発症にも注意が必要です．

■ミュータンスレンサ球菌の母子感染

子どもの口腔にはじめて細菌が入り込むのは，出産時に母親の産道を通るときであり，さらに，ミュータンスレンサ球菌が口腔内に定着するのは乳歯の萌出時と考えられています．母親と子どものミュータンスレンサ球菌のDNAを調べると，75％の一致率を示すことから，齲蝕は母子感染すると考えられています．したがって，リスク検査の結果，母親がハイリスクであれば，子どもへの感染を予測して予防する必要があります．

育児中に口移しで食べ物を与えたり，母親が使用したスプーンや箸などで子どもに食物を与えることは，細菌感染の危険性を高めます．したがって，出産前にカリエスリスクの把握を行うとともに，「むし歯が母子感染症である」という情報を提供することが大切になるでしょう．何よりも母親のカリエスリスクを軽減させることが重要です．

ミュータンスレンサ球菌のリスクコントロールには，徹底的なプラークコントロールによって歯面にミュータンス菌が定着するのを予防し，さらに歯面の石灰化を強化する対策として，フッ化物を用いた洗口やフッ化物ゲル，「MIペースト」（リンとカルシウムを配合，ジーシー）などを利用した3DS（デンタル・ドラッグ・デリバリー・システム）の応用が有効です．また，セルフケアにおいては，ブラッシングをより効果的にするために，フッ化物を使用した「トゥースペーストテクニック」（1章⑤参照）を用いることも欠かせません．

■心理面に配慮したアドバイスを

ホルモン分泌の変化や妊娠・出産という特異的体験により，出産の前後には"マタニティブルー"といわれるような，情緒不安定な状態になる場合があります．口腔内のケアに関しても，必要以上に不安感をもたせないよう，心理面の不安に配慮したアドバイスが大切です．話題や声かけにも注意しましょう．

⑥ライフステージを考慮したケアを

■■■■ 多忙でプラークコントロールを念入りにできない方

■歯科治療の必要性を感じていても時間的な余裕がない時期

　青年期には，社会的な立場の向上にともない仕事の質も上がって量が増し，多忙をきわめます．そのため，歯科治療の必要性を感じていても時間をとることができなかったり，プラークコントロールの必要性を理解していても念入りな手入れができなかったりします．歯科衛生士は，そのような社会的あるいは個人的な背景を理解したうえで，適切なアドバイスをすることが必要です．

■この時期のプラークコントロール方法

　遅い時間に疲労困憊(こんぱい)の状態で帰宅し，夕食後にすぐ就寝する方や飲酒習慣のある方に，就寝前の念入りなプラークコントロールをアドバイスしても習慣化させることは困難です．そこで，次の方法をお勧めするのも一手です．

① 音波振動歯ブラシ

　プラークコントロールには，手用の歯ブラシよりも，音波振動歯ブラシを使用するほうがプラーク除去率を上げられるという報告もあるため，音波振動歯ブラシを勧めるのも選択肢の1つです．

② プッシュ＆プル法

　歯間ブラシを使用することが面倒で習慣化できない場合は，歯間に毛先を挿入できるような歯ブラシを使用して「プッシュ＆プル法」（1章④参照）を行ってもらいます．週末など曜日を決めて，定期的にフロスや歯間ブラシなどで念入りなコントロールをするのもよいでしょう．

③ フッ化物含有歯磨剤

　就寝前にフッ化物含有歯磨剤を使用し，フッ化物を効果的に活かすことも必要です．

④ ガムで唾液分泌を促進

　また，ガムを噛む習慣をつけると，唾液分泌を高め唾液の働きを活かすことができます．飲食後あるいは食間にガムを噛む習慣づけを勧めることも効果的です．

　このように，多忙でプラークコントロールを念入りにできない方には，そのための時間の捻出法を提案するより，プラークコントロールを習慣化させることを念頭においた提案をするほうが効果的といえるでしょう．

1章　ハイジニストワークの基本

壮年期（40〜70歳くらい）

■ この時期の特徴

- 働きざかり，住居の確保（住宅ローンの支払いなど）
- 子どもの教育・自立・結婚
- 社会的立場の向上（仕事のストレス，つきあい）
- 加齢現象や生活習慣病・慢性疾患の発症
- 老親の介護

　壮年期は，もっとも働きざかりの時期であり，社会的立場や責任も重くなり，ストレスや健康のコントロールに注意が必要な時期です．

　また，加齢現象や生活習慣によって生活習慣病や慢性疾患が発症しやすくなるため，積極的な健康対策が必要になります．たとえば，高脂肪・高カロリーな食生活や，ストレス発散のためのお酒の飲みすぎやタバコの吸いすぎにも注意をしなくてはなりません．仕事が多忙になるほど運動不足にもなるため，悪循環に陥りがちです．

　また，女性は更年期を迎えることによってホルモン分泌のバランスが崩れ，精神的不安定や体調不良を訴えることも多くなります．また，骨粗鬆症によって歯周病が増悪するなど，全身疾患への注意も必要です．

■ この時期の口腔内

　この時期は，慢性歯周炎の発症・進行に伴い，歯根面が露出することから，知覚過敏や根面齲蝕の予防が必要です．

■慢性歯周炎

　慢性歯周炎は50歳代で90％の人が罹患しているとされていることから，早期に発見し治療することが大切です．ただ単に「歯石が付着しているからスケーリングをする」というのではなく，歯周病とはどのような疾患でどのような治療が必要か，そして進行を阻止させるにはどのような対応をしなくてはならないのかを確実に理解していただき，メインテナンスの習慣を確立させます．全

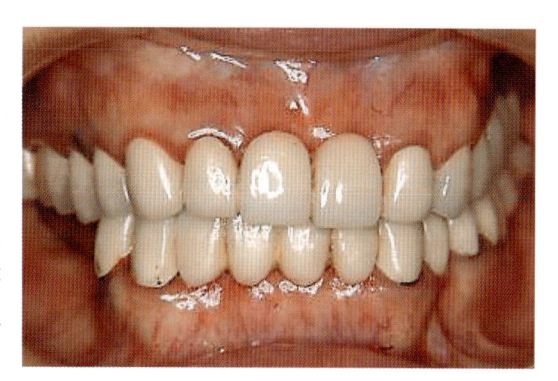

⑥ライフステージを考慮したケアを

図6 55歳，女性．35歳のときにシェーグレン症候群と診断される．唾液量は著しく少なく，オーラルウェット（ヨシダ）とヒアルロン酸保水液で対応している

身疾患との関連にも注意し，歯周病が口腔だけの問題ではないことを認識することも大切です（**図6**）．

■知覚過敏と根面齲蝕

知覚過敏や根面齲蝕への対応には，知覚過敏緩和剤や積極的なフッ化物の使用などが行われています．しかし，フッ化物の応用に関しては，歯冠修復物の多い口腔においては，リン酸を含有するpHの低いフッ化物の使用により金属あるいはコンポジットの表面性状を変化させることから，使用は控えるべきでしょう．フッ化ナトリウムなどの中性領域のフッ化物を1日に2～3回毎日使用するほうが安全で効果的です．

■積極的な禁煙支援を

この時期の喫煙者は，タバコの蓄積本数が膨大で，ストレス緩和のための嗜好として長年の習慣になっているため，禁煙が困難になっています．そのことを理解したうえで，喫煙が及ぼす全身や口腔内への影響を患者さんによく説明し，禁煙支援を積極的に行うべきです．

1章　ハイジニストワークの基本

老年期（70歳～）

この時期の特徴

- 加齢，老化現象の進行（全身疾患や心身の障害）
- 定年退職（リタイア）
- 家族への依存や介護の必要性
- かかわってきた人との別れ，仕事や地位などの喪失
- 患うことや死が迫ることの不安
- 年金などのによる収入の限界に対する不安
- 生活費，医療費の増額に対する不安

　老年期は，加齢・老化現象による身体・精神的機能の低下や全身疾患・障害に加え，それまでかかわってきたさまざまな環境や人間関係を喪失する時期です．身体の衰えとともに死が迫ることへの不安も大きくなります．一方，人生をまっとうするために健康でありたいと願い，積極的な行動をとるなど，健康観が高まる時期でもあります（図7-1，2）．

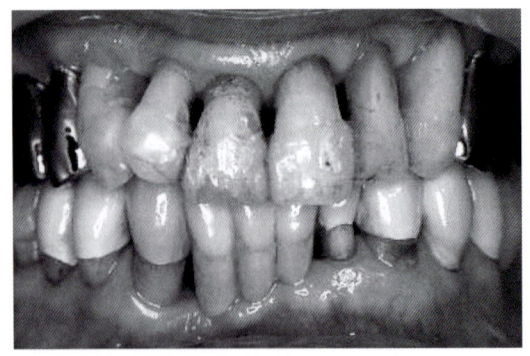

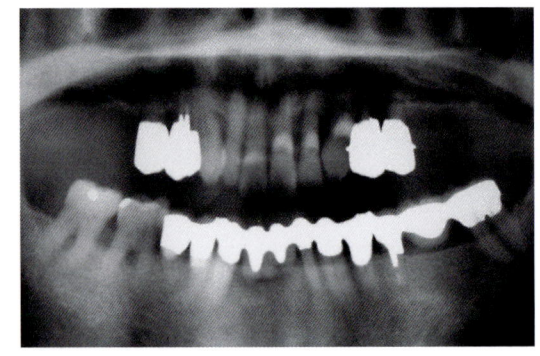

図7-1，2　75歳，男性．どうしても義歯は装着したくない．これ以上歯を失わないように管理したい．現在2カ月に1度の来院でメインテナンスを続けている

⑥ライフステージを考慮したケアを

この時期のプラークコントロール

■セルフケアはできるだけ簡単にできる方法を

　老年期には身体機能が低下してくるため，歯磨きの難しいテクニックや歯間ブラシの使用など，口腔内での細かな作業が困難になります．したがって，セルフケアでは，できるだけ簡単なテクニックでプラークコントロールができるよう，音波振動歯ブラシの利用やクロルヘキシジンなどの洗口剤を使用した洗口，フッ化物の使用をアドバイスします．また，外出のきっかけとして，メインテナンスを目的とした来院を勧めるのも効果的です．

■要介護の方の場合

　要介護の方の口腔管理は介護者にゆだねられるため，介護者へのアドバイスが必要です．義歯などの欠損補綴物は危険性がないかぎり装着するべきこと，プラークコントロール時には，上体をやや高くし横向きの姿勢でタオルなどを当てて行うこと，消毒作用のある洗口剤ですすぎながら音波振動歯ブラシを使用することなどを勧めます．

　プラークの層が厚くなると除去しづらくなるため，1日に数回ブラッシングを行うほうがよいでしょう．さらに，口腔内のプラークが，誤嚥性肺炎や気管支炎などの全身疾患を誘発するおそれがあることを理解してもらう必要があります．

POINT

　生活背景を無視したセルフケアのアドバイスは効果的ではありません．さまざまな社会的背景，生活背景を理解し，そのときどきにその人にあったアドバイスができるよう配慮したいものです．

Column

噛むことの大切さ

　表1は，1回の食事における咀嚼回数を時代別に比較したものです．現在は，極端に咀嚼回数が減少していることがわかります．食事のスタイルが，栄養摂取を目的とされたものから豊富な食材を使った嗜好スタイルに変化し，さらに食品の加工技術が進歩したことがその理由でしょう．しかし，このスタイルは，咀嚼力の低下による健康問題を引き起こしている一因ともいわれています．

　「たくさん噛む」ことで得られるメリットは実に数多くあります（表2）．「噛む」ことで得られるこのような利点を伝えることも，私たちの大事な仕事ではないでしょうか．

　日本咀嚼学会では，咀嚼回数の多かった弥生時代の卑弥呼の食事を再現したり，卑弥呼にならって標語を作り，咀嚼の効用を訴えています（表3）

　いまこそ，咀嚼について関心を高め，咀嚼回数を増やすような食事を配慮する必要があるように思います．

表1　各時代の食事1回あたりの咀嚼回数
　　　（斉藤　滋氏の研究による）

　弥生時代……3,990回
　鎌倉時代……2,654回
　江戸時代……1,465回
　戦　前………1,420回
　現　代…………620回

表2　噛むことによって得られる効果の一例

・唾液分泌の増加
・食べ物をよく味わうことができる
・食品を砕いて唾液と混ぜ，消化する
・嚥下を助ける
・咀嚼筋を強くする
・顎を発達させる
・脳の血流をよくする　など

表3　日本咀嚼学会が提唱している標語

卑　ひ……肥満防止
弥　み……味覚が発達
呼　こ……言葉がはっきり
の　の……脳が発達
歯　は……歯の病気予防
が　が……がん予防
いい　い……胃の働きをよくする
ぜ　ぜ……全力投球

2章

デブライドメントを始める前に

① 歯周病の概念と歯周組織を理解する
② 歯石と歯根表面の性状を知ろう
③ 歯周病検査の要点－視診・触診・X線写真－
④ プロービングとエキスプローリング
⑤ プロービングとエキスプローリングの訓練方法
⑥ 根分岐部のプロービングとエキスプローリング
⑦ デブライドメントテクニックの基本

　本章では，ハンドデブライドメントテクニックの基本となる考え方，そしてプロービング・エキスプローリングのテクニックについてまとめます．これらのテクニックを身につけてこそ，ハンド・デブライドメントテクニックを習得し臨床で正しく活かすことができるといえるでしょう．
　ぜひ，しっかりマスターしてください！

2章　デブライドメントを始める前に

① 歯周病の概念と歯周組織を理解する

歯周病の病因論の変遷

　歯周病の病因に対する概念は，私が歯科衛生士学校で学んだ約30年前と現在では全く違ってきています（**図1**）．

　1970年代は，「セメント質に埋入した内毒素を除去するためには，徹底したルートプレーニングを行い，根面を滑沢にすることが重要である」と考えられ，キュレットスケーラーの研究が進んだ時代です．

　しかし現在では，「ミニマル・インターベンション・デンティストリー」の概念から，オーバーインスツルメンテーションを回避したデブライドメントによってバイオフィルムの破壊を継続的に行い，リスクコントロールをしながら健康を維持・回復させることが重要であると考えられています[1〜5]．

　さらに，超音波スケーラーの開発・改良により，疼痛の緩和や施術時間短縮など患者負担が軽減され，超音波の振動自体がバイオフィルムを破壊するとの研究結果もあいまって，超音波スケーラーとハンドスケーラーとのコンビネーションテクニックが有効と考えられています．

　過去のスケーリングのイメージは，「強力な力で繰り返し何度も行う」「ガリガリと根面が滑沢になるまで行う」「患者の疼痛」「術者の疲労」などではなかったでしょうか？　そしてこれらが，歯科衛生士でありながらハンドスケーリングが苦手である一因といえるでしょう．

歯と歯周組織を理解する

　あなたは，歯と歯周組織の断面図を描けますか（**図2〜4**）．

　図3がおおまかな歯と歯周組織の断面図です．この図は学生時代にもよく描きましたね．そして，**図4**が歯周組織辺縁部であり，デブライドメントを行ううえでもっとも関係の深いところです．

①歯周病の概念と歯周組織を理解する

1950年代まで

歯周病の原因は歯石であると考えられていた．
⟶ 直視できるところの歯石除去が行われた．

1960年代

歯周病の原因はプラークで，それにより歯肉炎から歯周病に移行していくと考えられた．
プラークは歯肉縁上も縁下も同質のものと考えられていた．
⟶ プラークコントロールが重要視されはじめた．

1970年代

歯肉縁上，縁下のプラークは組成が異なり，その量ではなく質が注目された．
歯根表面のプラークはセメント質深部に埋入していると考えられ，徹底したルートプレーニングを行い，根面を滑沢化することが重要であると考えられた．
⟶ キュレットスケーラーの研究が進み，歯根表面を滑沢に仕上げることが重要視された．
  スケーリングにおいてはパワーが必要とされた．

1980年代

宿主の細菌に対する反応が歯周病を進行させると考えられ，宿主と細菌の関係が注目される．
歯周病の部位特異性，結合組織破壊と歯槽骨吸収の経路の解明が進んだ．
⟶ ルートプレーニングによる歯肉出血や排膿の減少・停止などの臨床的効果が評価され，歯根表面の滑沢化の重要性は疑問視されはじめる．超音波スケーラーの研究が進んだ．

1990年代以降

宿主と疾患修飾因子（歯周病を取り巻く要因）が解明される．
歯周病は，歯面にバイオフィルムを形成するグラム陰性菌の嫌気性菌を主とした少数の菌種により引き起こされることが解明され，これらの細菌から産出される，リポ多糖（LPS）や低分子の代謝産物の毒性物質が注目される．
遺伝的・環境的・後天的な要因と炎症の発症，進行のプロセスが解明される．
⟶ 総合的な診断のもとにデブライドメントを繰り返し，バイオフィルムを破壊することの重要性が注目される．
  歯石やプラークは歯根表層に付着していることが解明されたことから，SRP時に過剰な加圧やストロークを繰り返すことによるオーバーインスツルメンテーションの危険性が訴えられるようになった．

図1　歯周病の病因に対する考え方の変化

2章　デブライドメントを始める前に

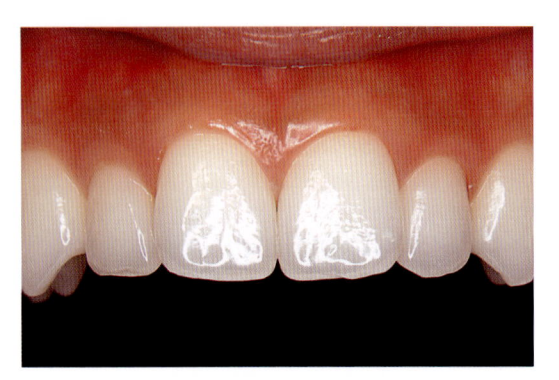

図2　健康な歯と歯周組織

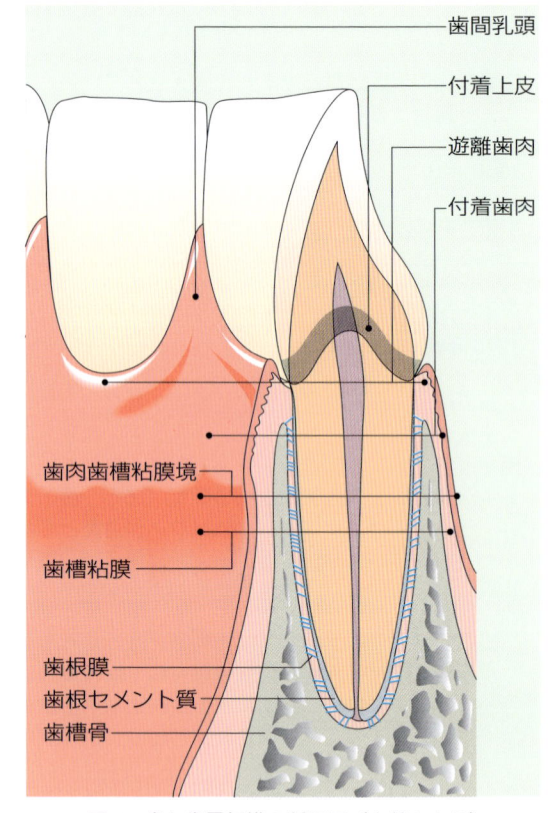

図3　歯と歯周組織の断面図（文献6より）

歯間乳頭
付着上皮
遊離歯肉
付着歯肉
歯肉歯槽粘膜境
歯槽粘膜
歯根膜
歯根セメント質
歯槽骨

　歯肉縁下での作業は，この目に見えない組織を理解し，想像力を働かせることがとても重要なポイントになります．そして，各組織がどのような性質・機能をもつものなのかを理解しなくては，炎症が起きているのかどうか，そして，治療によって健康を回復しているのかどうかを判断することができません．
　図3をもとに臨床的に解説しましょう[6]．

■歯肉溝

　歯肉溝は，歯周組織と外部との唯一の開口部です．プラークが侵入する入り口でもあり，生体のさまざまな老廃物の排出口でもあります．歯肉溝上部の口腔側上皮は，角化しているためにブラッシングをしても痛みを感じません．
　歯肉溝底は歯肉結合組織中の毛細血管から漏れ出た滲出液や好中球，酵素を中心とした白血球が上皮の細胞間隙を通過し，歯肉溝内で細菌の侵入を防いでいます．この滲出液には物理的な洗浄作用があり，さらに細菌に対する抗体や

①歯周病の概念と歯周組織を理解する

平均0.69mm

① 歯肉溝
外部との唯一の開口部．
プラークが侵入する入り口でもあり，生体のさまざまな老廃物の排出口でもある

平均0.97mm

② 上皮付着
発生学的にはエナメル上皮由来だが，エナメル質，セメント質，象牙質との半接着斑による結合様式（非常にあいまいな付着）であり，代謝速度が速く（4〜6日），細胞の再生能力が優れている．
未熟な上皮細胞と考えられており，細胞間には多数の有窓性毛細血管が見られ，好中球が遊走しているために，外部からの侵入に対する防御機能を有している．歯周組織内でもっとも変化を起こしやすい組織であり，プロービングによってもプローブ先端を容易に侵入させてしまう

平均1.07mm

③ 結合組織付着
歯周組織中もっとも強固な付着で，コラーゲンを主体としたシャーピー線維を中心とする5つの線維束により，歯根膜，セメント質などと強固に結合をしている．
歯周組織内でもっとも安定した組織で，補綴・修復処置においては，マージンを設定してはならないエリアとされている

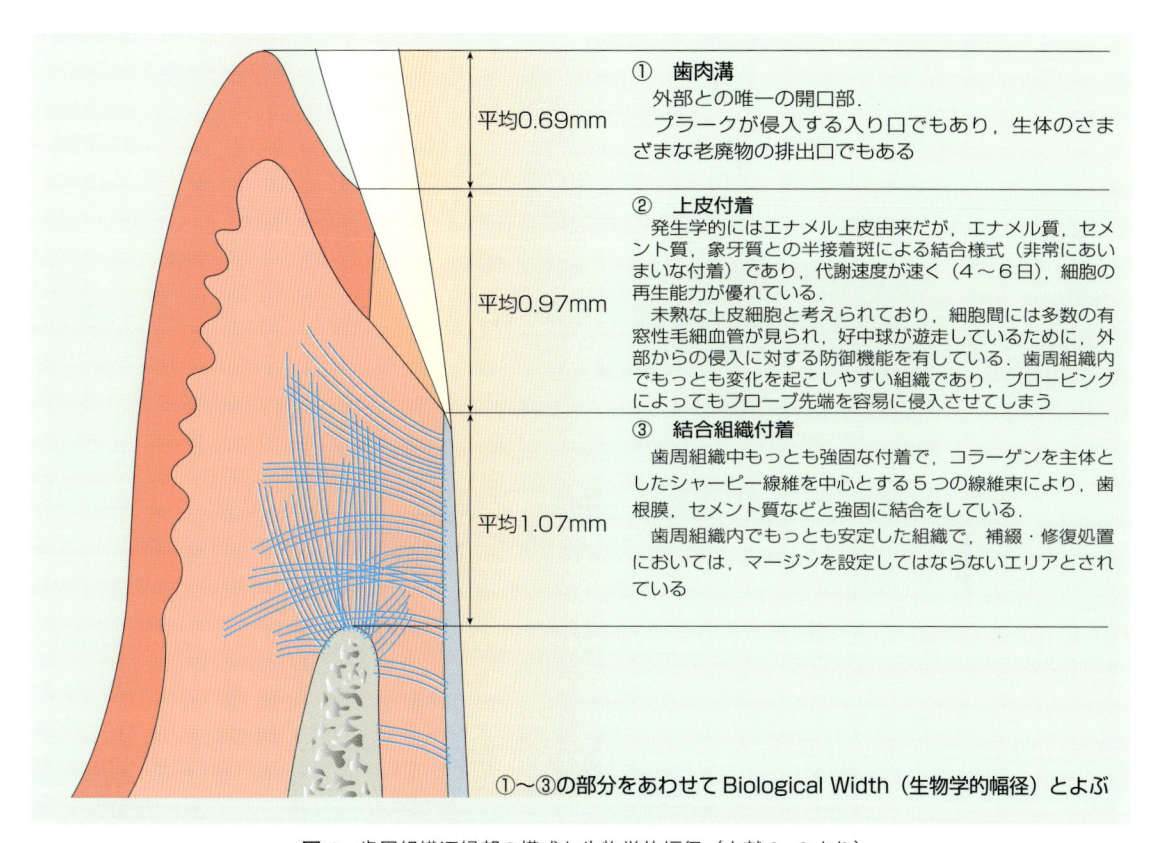

①〜③の部分をあわせてBiological Width（生物学的幅径）とよぶ

図4 歯周組織辺縁部の構成と生物学的幅径（文献8，9より）

補体といった免疫物質が含まれています．
　しかし，歯肉溝底部は角化度が低下しているために細菌が侵入しやすくなっています．つまり，滲出液（白血球などを含む炎症抵抗性のあるもの）の力が及ばないほどの細菌が侵入すると炎症を起こすメカニズムが働きます．

2章　デブライドメントを始める前に

■上皮付着

　エナメル質，セメント質，象牙質との半接着斑（ヘミデスモゾーム）による結合様式，つまり接着分子による付着です．代謝速度が速く（4〜6日），細胞の再生能力が優れています．未熟な上皮細胞からなると考えられていて，細胞間には多数の有窓性毛細血管が見られ，好中球が遊走しているために外部からの侵入に対する防御反応をもっています．

　しかし，歯周組織内でもっとも変化を起こしやすい組織であり，プロービングによってプローブ先端を容易に貫通させてしまいます．「辺縁歯肉から測定する実際のポケット底までの距離とプロービング値には差がある」とはよく言われることですが，歯周組織が炎症を起こした場合，この上皮付着が変化してより容易にプローブ先端を貫通させるため，プローブ先端が結合組織の歯冠側頂まで達します．そのため，上記のような差が生ずるのです．

■結合組織付着

　歯周組織中もっとも強固な付着で，コラーゲンを主体としたシャーピー線維を中心とする5つの線維束により，歯根膜，セメント質などと強固に結合しています．歯周組織内でもっとも安定した組織ですが，炎症を起こすとコラーゲン線維が破壊され，その結果，歯肉が根面から離れ，歯周ポケットが形成されます．

　この結合組織付着は，歯槽骨頂からの距離（結合組織付着の幅）が約1mmに保たれています．骨が吸収され，結合組織付着の位置が根尖側に移動しても1mmの幅は維持されます．

　そのため，X線写真で観察される歯槽骨頂から約1mm歯冠側寄りにこの結合組織付着があることを認識しながら，歯肉縁下の処置をするべきでしょう．

　また，修復・補綴処置においては，この結合組織付着内はマージンを設定してはならないエリアとされ，もし設定した場合は炎症を消退させることが不可能であるとされています．修復・補綴歯において炎症がある場合には，細菌のみならず，マージンの位置も要因となっている可能性があることを，私たちも知っておかなくてはなりません．マージンの位置を原因とする炎症を，細菌性の要因だと判断してデブライドメントを繰り返しても消炎しません．そればかりか，オーバーインスツルメンテーションを引き起こし，炎症をさらに助長してしまうおそれがあります．

①歯周病の概念と歯周組織を理解する

■■■■ "テクニック"のみならず"知識"も不可欠

「概念や組織の理解は難しい」と思われるかもしれませんが，スケーリングやデブライドメントは歯周治療の"手段"です．私たちは歯科医師とともに「歯周治療」を行うのですから，単なるテクニックの習得だけではなく，これらの"知識"が必要不可欠なのです．

よくスケーリング前に「歯のお掃除をしましょう」と患者さんに言う方がいますが，とんでもありません．デブライドメントは「歯周治療」だという認識をもっと高めたいものです．

参考文献

1) Lindhe, J. 著, 岡本　浩監訳：臨床歯周病学．第2版，医歯薬出版，1996．
2) 熊谷　崇ほか：わかる！　できる！　実践ペリオドントロジー/デンタルハイジーン別冊，医歯薬出版，1999．
3) 吉江弘正・宮田　隆　編：歯周病診断のストラテジー．医歯薬出版，1999．
4) 山本浩正：イラストで語るペリオのためのバイオロジー．クインテッセンス出版，東京，2002．
5) 加藤正治・日野浦　光・猪越重久：ミニマルインターベンションを軸にした新しい時代の歯科医院．歯界展望，**99**（6）：1210〜1245，2002．
6) 下野正基：歯科医療の最前線．ブルーバックス，講談社，東京，1994．
7) Pattison, A. M., Pattison, G. L. 著, 勝山　茂, 伊藤公一監訳：ペリオドンタルインスツルメンテーション．第2版，医歯薬出版，1994．
8) 山﨑長郎：審美修復治療・複雑な補綴のマネージメント．クインテッセンス出版，東京，1999．
9) Gargiulo, A. W., Wentz, F. M., Orban, B.：Dimensions and relations of the dentgingival junction in humans. J. Periodontol, **32**：261〜267, 1961.

2章　デブライドメントを始める前に

② 歯石と歯根表面の性状を知ろう

　歯石と歯根表面の性状と形態について学ぶと聞くと,「デブライドメントのテクニックを学ぶのに,なぜそのような前置きが必要なの？」と思われる方もいらっしゃるかもしれません.私は,「臨床はこれまで培ってきた知識の応用である」と考えています.応用力を高めるためには基本的な知識をしっかり身につけなくてはなりません.臨床に照らし合わせてみると,案外おもしろい発見があります.

歯石っていったい何？

■歯石の成分と構造

　歯石（図1）は,その約90%が無機質で構成され,その2/3は結晶状であり,おもな構成因子はリン酸カルシウムです.

　歯石は,プラークが石灰化したものです.そして,石灰化の程度が異なるいくつかの層を有する層構造（わかりやすく表現すれば,軽石のような隙間のある形状）をなしています.

　さらに,その表面は結晶化していないプラーク層によって覆われています.石灰化の最初の段階は,2〜3日後にすでに生じ,古い歯石にみられる結晶構造の諸性質を備えた沈着物に発達するまでには,数カ月〜1年を要するとされています[1].

■歯肉縁上歯石と歯肉縁下歯石のちがい

　さて,歯肉縁上歯石と歯肉縁下歯石では,いくつか異なる点があります.この違いを理解することは臨床上とても重要です.

　①　**歯肉縁上歯石**（図2）：白色・乳白色であり,歯肉辺縁に沿って認められ,タバコや飲食物の色素が沈着しやすく,褐色に変色することがあります.また,唾液腺の開口部周辺に多く認められることから,歯石形成には唾液が関係して

②歯石と歯根表面の性状を知ろう

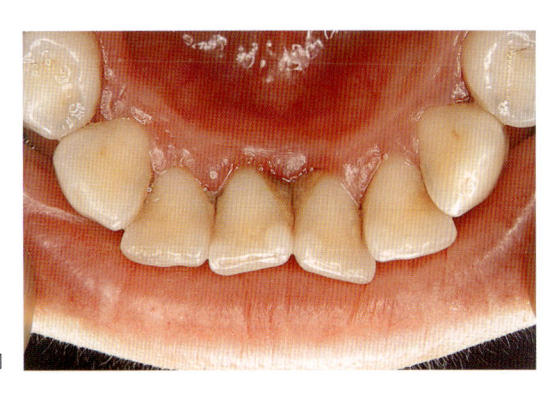

図1 歯石が付着した口腔内

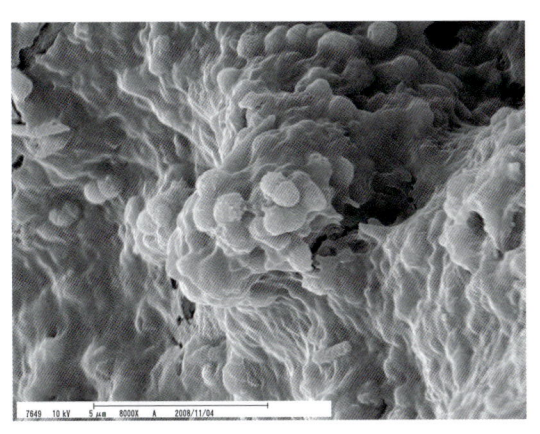

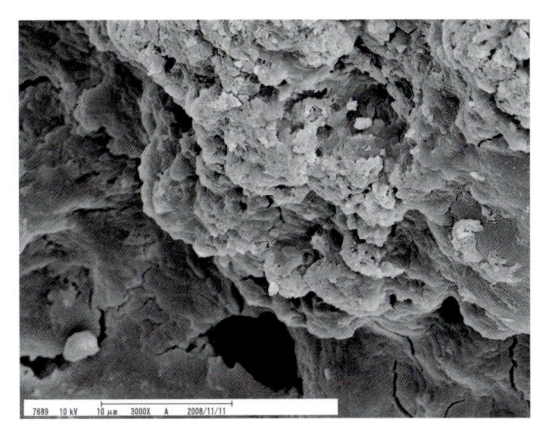

図2, 3 歯肉縁上歯石（図2, 左）と歯肉縁下歯石（図3, 右）. 同じ歯石であっても構造や様相は大きく異なることがわかる（写真は, 日本大学歯学部・宮崎真至先生のご厚意による）

いるとの説もあります.

② **歯肉縁下歯石（図3）**：歯根表面のあらゆるところに認められ, 歯肉溝滲出液や血液由来の成分が石灰化したものです. そのため, ヘモグロビンを含有するので黒褐色を示すことが多いのです. また, 歯周病菌である *P. g.* 菌が多数関与した場合, *P. g.* 菌は黒色色素産出菌であるため産出された色素によって歯石が黒くなります. 歯肉縁上歯石と比較すると歯面に強固に沈着しているため, 除去が大変難しいのですが, その原因として歯根表面の不均一性が考えられます.

たとえば, 炎症が進行したことによりシャーピー線維が剥離してできたセメント質の微細な穴に歯石が埋入する場合や, 象牙質の象牙細管に侵入している場合などがあります[1,6].

2章 デブライドメントを始める前に

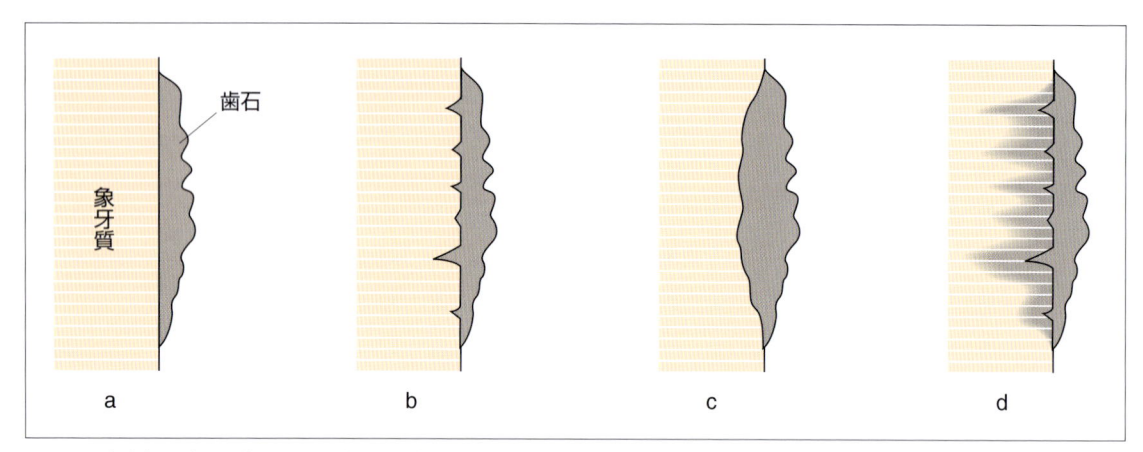

図4 歯肉縁下歯石の根面への付着様式（文献6より）．Zanderによると歯石の付着様式には4種類ある
a：糖タンパクのような物質を介して間接的に付着する場合
b：シャーピー線維の入り込んでいたと思われる小さな穴に直接入り込んでいる場合
c：吸収窩に入り込んでいる場合
d：象牙細管に細菌の侵入を認める場合
aは歯肉縁上歯石で特徴的にみられるのに対し，b，c，dは歯肉縁下歯石で特徴的にみられる付着様式である

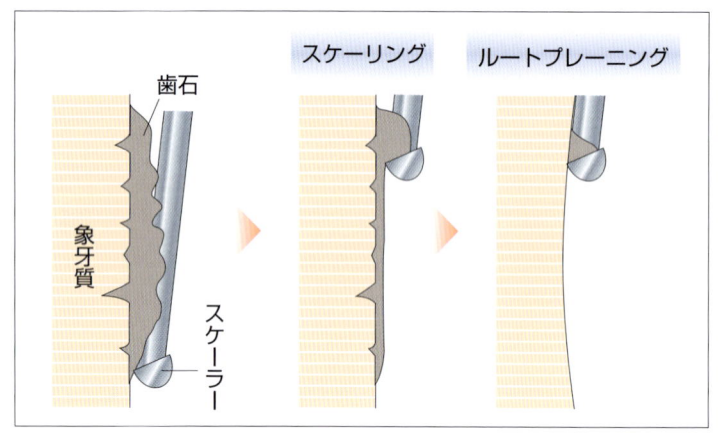

図5 根面に入り込んだ歯石の除去（文献6より）．スケーリングストロークのみでは根面に入り込んだ歯石は残ることが多い．そこでルートプレーニングストロークにより，オーバーインスツルメンテーションに注意しながら除去する必要がある

　そのため，歯肉縁上歯石と比較すると除去が困難なうえ，歯質を全く傷つけずにデブライドメントを行うことは不可能であると考えられます（**図4**）．私たちは，オーバーインスツルメンテーションにならないように，この歯石の付着様式をイメージしながらデブライドメントを行うことがとても重要です（**図5**）．

②歯石と歯根表面の性状を知ろう

■歯石はプラーク保持因子となる

　これらの歯石にプラークが停滞し，生成されたバイオフィルムから産出される内毒素（エンドトキシンとよばれる「LPS（リポポリサッカライド）」が代表的）により炎症が起きます．歯石はプラークの保持因子として為害性をもつのです．いわば，プラークバイオフィルムの温床ともいえるのです．

歯根表面の性状

　歯根は歯石が付着しているところですから，もちろんその表面性状を知っておかなくてはなりません．まず，歯根表面を覆うセメント質について理解を深めましょう．

■歯根の表面を覆う「セメント質」の機能

　セメント質は特殊に石灰化した組織であり，①血管，リンパ管がない，②神経支配がない，③生理的な吸収および改造は生じないが，一生を通じて持続的に添加される，などの特徴があります[1]．

　そして，セメント質は歯根膜線維を歯根に付着させ，歯根表面が損傷を受けた際にはその修復過程に貢献する機能をもっています．つまり，歯の維持に大変重要な役割を果たしているのです．

■原生セメント質と二次性セメント質

　また，セメント質はセメント芽細胞から産出されますが，「歯根形成や歯の萌出に伴って形成される原生セメント質（無細胞セメント質）」と「歯の萌出後および機能的な要求に対する反応として形成される二次性セメント質（有細胞セメント質）」の2種類があります．

　この二次性セメント質は歯が機能している間，原生セメント質の上に積層し，シャーピー線維（コラーゲンを主体とした結合組織）を緊密に取り込みます．セメント質が一生を通じて添加することは，年齢の増加とともに肥厚することを意味します[1]．

■セメント質の厚みと硬さ

　セメント質の厚みは歯頸部付近で20〜50μm，根尖部で150〜200μmです（**図6**）．髪の毛の直径が平均すると50μmですから，その薄さが理解できますね．この薄さを理解することは，オーバーインスツルメンテーションを予防す

2章　デブライドメントを始める前に

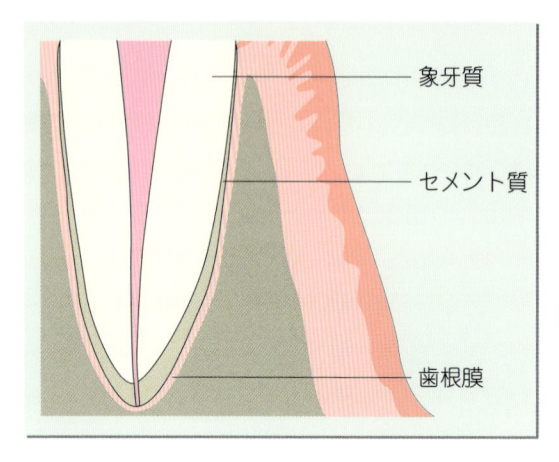

図6 セメント質の組織学的形態．歯頸部付近は 20～50μm，根尖部では 150～200μm（根尖部へいくにしたがって厚くなる）．硬さはモース硬度 4～5（象牙質 5～6，エナメル質 6～7）．オーバーインスツルメンテーションによって知覚過敏などの諸症状を引き起こす

るうえでとても重要です．

　また，硬さはモース硬度 4～5 度で，象牙質（5～6 度）やエナメル質（6～7 度）より硬度が低く，このことから，歯肉縁下のデブライドメントでは，過度なパワーや過剰なストロークを繰り返すことが危険であることがわかります．

デブライドメントでどこまで除去するのか？

■組織の損傷を最小限に！

　露出セメント質と非露出セメント質の硬度の差は認められず，セメント質の結晶性や化学組成の変化は 20～50μm に限局されます[2]．また，細菌のセメント質への侵入においては，グラム陰性，陽性菌ともにセメント質表層から 12μm の深さまで認められているとの報告もあります．

　また，Moore（1986）らは，LPS が歯根表面に分布しているもののその結合力は弱く，磨いたり洗い流せば除去できる程度としています．この点が，1970 年代における「LPS はセメント質に埋入しており，完全に除去することが重要」という概念と大きく違います[3]．

　さらに，小田（1992）により歯石除去後におけるエンドトキシンの浸透程度の研究から，歯石除去後に根面に残存したエンドトキシンは，その大部分は表層から 60μm 内に存在することが明らかにされ，大島（1987）は，線維芽細胞の増殖抑制物質は，露出根面の表層 20μm 内に存在すると発表しています[4],[5]．

　以上から，根面に付着している LPS を含めた為害物質を除去するためには，

②歯石と歯根表面の性状を知ろう

根面表層 20μm を除去すればよいことがわかります[2]．

　また，Nyman らは「良好な臨床的効果をもたらすもっとも重要なことは，露出根面を滑沢にすることではなく，露出根面からプラークを除去することである」と報告し，上記を裏づけています[2,6]．

　つまり，「歯根表面の性状や付着物質を十分に理解し，組織の損傷を最小限にとどめ，強力で過剰なストロークを繰り返すのではなく，歯根表面のプラークを量的・質的に減少させることが正確なデブライドメントである」といえるのです．

歯根の形態も把握しておこう

　歯根の性状を把握するための各種検査については次項で詳しく述べますが，臨床においては歯根の"形"を把握することも重要です（図7）．

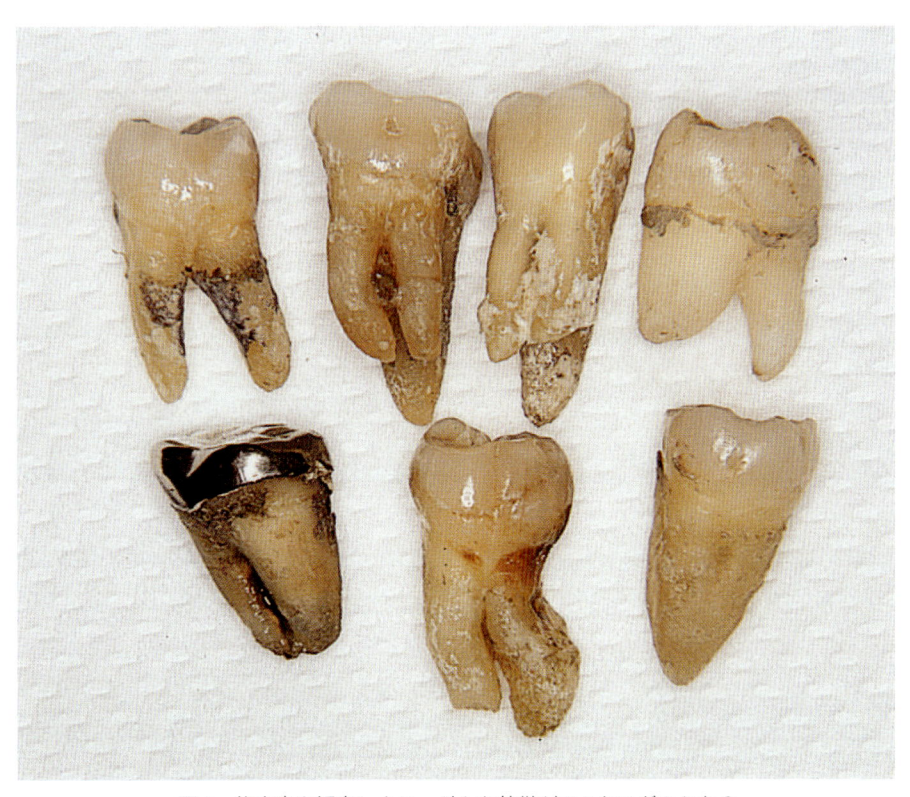

図7　抜去歯を観察しよう．どんな特徴がみられるだろうか？

2章 デブライドメントを始める前に

　皆さんの診療室では，抜去歯を保存していますか？　もし保存してあれば，全部出してみてください．さまざまな歯根の形態があることを実感できるはずです．抜去歯からは，実に多くのことが学べます．大切に保管して臨床に活かしましょう．

■歯根表面には平面がない！

　歯根の形態は，それぞれの部位に特徴がありますが，全く同型のものはありません．

　臼歯における根分岐部がさらに複雑な形態であることは，いうまでもありません（**図8，9**）．つまり，「歯根表面には，平面が全くない」といっても過言ではありません．このことから，スケーラーのカッティングエッジと歯根表面は「点接触」で作用するといえます（**図10**）．つまり，接触を小刻みに移動させるストロークが必要であるということです．

　こうして抜去歯を観察していると，歯根表面やその周囲組織を傷つけずに歯石を除去することの難しさを痛感します．そして，ストロークを大きくすることがどんなに危険なことかもわかるでしょう．これらの知識を，臨床に活かしていただけたらと思います．

参考文献

1) Lindhe, J.：Lindhe 臨床歯周病学．第2版，医歯薬出版，1992．
2) 新田　浩ほか：ルートプレーニングの科学．歯科衛生士，**25**（3）：18～23，2001．
3) Moore, J., Wilson, M., Kieser, J. B.：The distribution of bacterial lipopolysaccharide (endotoxin) in relation to periodontally involved root surfaces. *J. Clin. Periodontol*, **13**（8）：48～51, 1986.
4) 小田　茂：歯周炎罹患歯における endotoxin の浸透程度について．日歯周誌，**34**：46～59，1992．
5) 大島光宏：細胞培養法を用いたスケーリング・ルートプレーニングの効果に関する研究．日歯周誌，**29**：65～75，1987．
6) 山本浩正：イラストで語る　ペリオのためのバイオロジー．クインテッセンス出版，東京，2002．
7) 北川原　健ほか：歯肉縁下のプラークコントロール／デンタルハイジーン別冊．医歯薬出版，2002．
8) 赤井三千男：歯の解剖学入門．医歯薬出版，1990．

②歯石と歯根表面の性状を知ろう

■複雑な根形態の一例

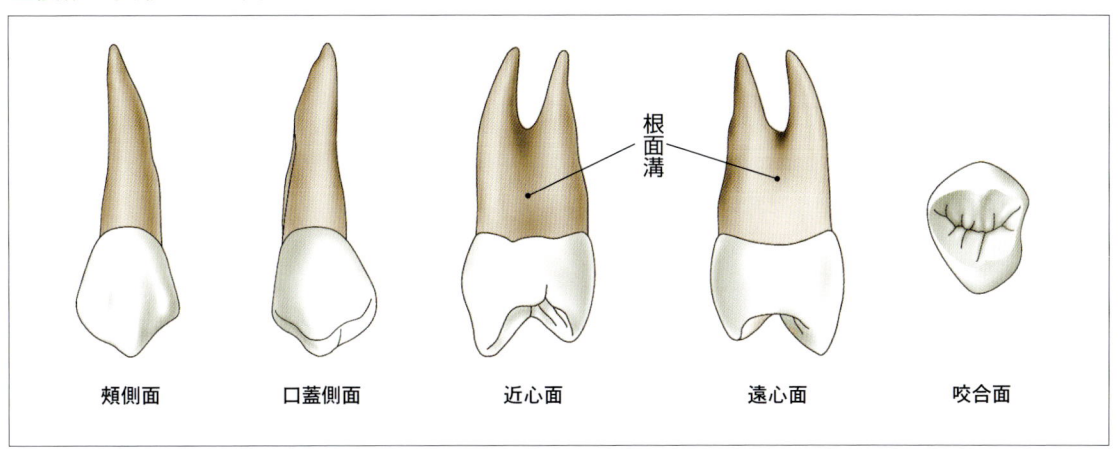

| 頬側面 | 口蓋側面 | 近心面 | 遠心面 | 咬合面 |

根面溝

図8 　4|　の形態（文献 8 より）

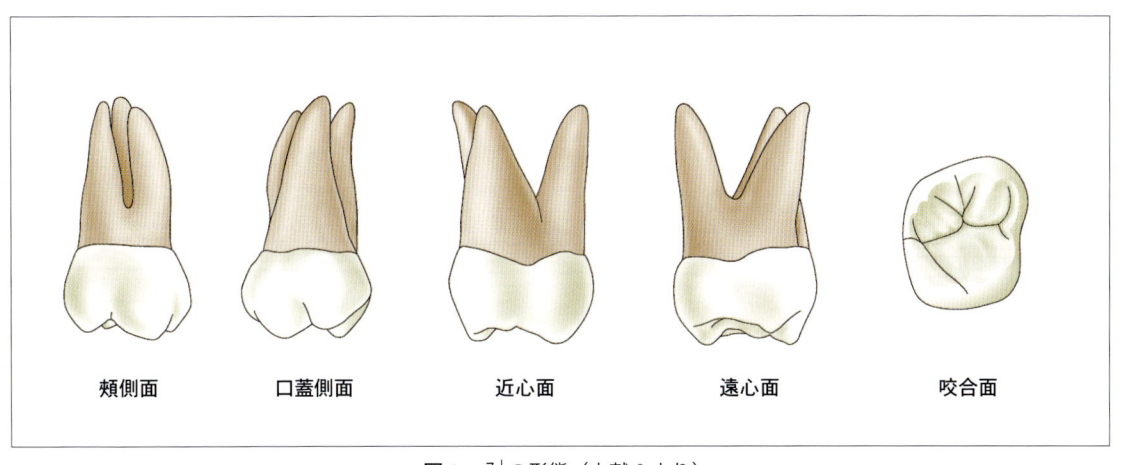

| 頬側面 | 口蓋側面 | 近心面 | 遠心面 | 咬合面 |

図9 　7|　の形態（文献 8 より）

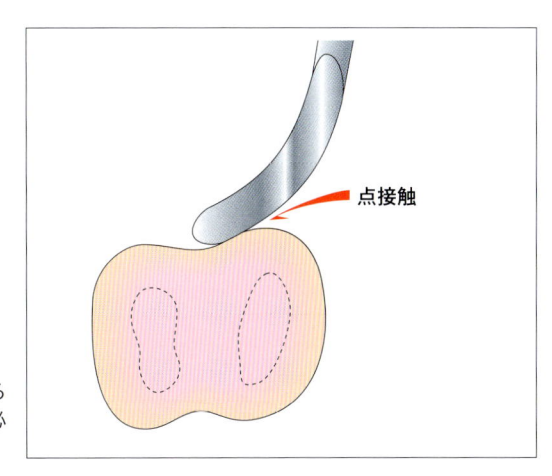

点接触

図10 　カッティングエッジと歯根表面は「点接触」で作用するため，ストロークの時には接触点を小刻みに移動させる必要がある

2章　デブライドメントを始める前に

③ 歯周病検査の要点
―視診・触診・X線写真―

　本稿のテーマである視診や触診，X線写真の読みとりは歯科医師の指導や診断をあおぎながら的確に行う必要がありますが，ここでは特に歯科衛生士がもつべき知識に焦点をあてて紹介します．

視　診

　視診で大切なことは「健康な歯と歯周組織の像を思い描き，比較しながら診る」ことと，小さな変化を見逃さないために「拡大して診る」ことです．
　歯肉の色，腫脹，線維化，歯間乳頭の位置と形態，歯の形態と色，辺縁歯肉の形態など，正常像を頭の中で思い描きながら比較して診ることで炎症や変化を確認できます（図1）．
　私は臨床において，拡大鏡（テレスコープ，図2-1，2）を用いて通常の2〜3倍の視野で検査やデブライドメントなどの作業を行っています．拡大された視野では精度の高い診断や作業ができるようになります．以下に拡大鏡を選択・使用するときのポイントをまとめます．

■拡大鏡（テレスコープ）の選択のポイント
　①　フレームが頭部にしっかり固定できる
（ベルトを必要としない軽量レンズの場合はフレームを固定させる）
　②　レンズ部分が軽く，使用中に下がらない
　③　鼻当て部分にラバーやスポンジなどが付いていて，長時間使用しても痛みを感じない
　④　左右のレンズの幅が調整できる
　⑤　レンズが下方45°に傾斜し，首や背中を曲げなくても視線を下げれば視野を拡大できる
　⑥　拡大範囲が重複せずはっきり見える

③歯周病検査の要点―視診・触診・X線写真―

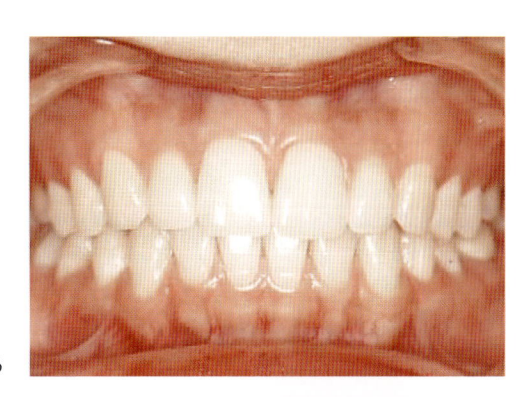

図1 正常像を目に焼きつけよう

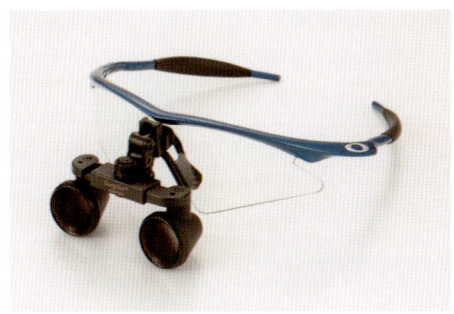

図2-1 フレームタイプのテレスコープ（サージテル 歯科衛生士モデル EVX 250N オークリー・エディション，GSC／オーラルケア）

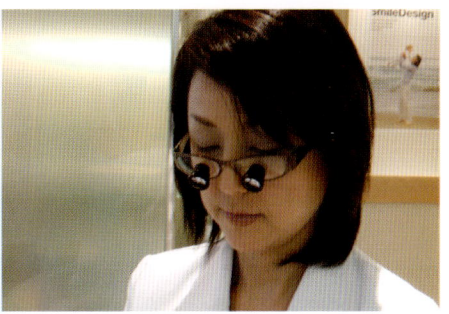

図2-2 レンズとフレームが一体化したスルーザレンズモデルのテレスコープ．作業に適する焦点距離に合ったレンズをオーダメイドできる

　⑦　カバーレンズがありレンズを清潔に保つことができる
　⑧　眼球を保護するプロテクターの役割も兼ねる

■ 拡大鏡使用時のポイント
　①　二重像やブレなどのない正確な視野が確保できているか確認する
　②　姿勢をよくし，首や肩を曲げてのぞき込まないようにする
　③　視野が狭くなるため，患者さんの表情が読み取れない場合があることをつねに意識し，患者さんの反応に気を配る
　④　視野を固定するために必要な首，肩，背中などの筋力をつける
　⑤　疲労感を減少させるためストレッチなどを行う

　拡大鏡の使用時には，視野のブレをなくすために首，肩，背中などの筋肉を使います．誤った使用法を続けると肩こりなどを引き起こし，疲労感が増すので注意が必要です．また，加齢などによって視力が衰えてから使い慣れるのは大変です．拡大鏡は高価なものですが，若いときから個人的に所有し活用するとよいでしょう．

2章　デブライドメントを始める前に

■■■■　触　診

　触れて診ることについて，ここではフレミタスチェック（**図3**）を取り上げたいと思います．

　歯の動揺を調べる場合は，咬合させないで歯の揺れがあるかを診ます．それに対してフレミタスチェックは，咬合機能中の動揺を診ます（＝functional mobility）．

　咬合機能中の歯の動揺は咬合性外傷を示す1つの徴候であり，歯周治療やメインテナンス時には欠かせない検査です．

　検査では，歯の唇面，頬側面に術者の指を置きタッピングさせます．「カチカチ噛んでみてください」と表現するとわかりやすく，さらに前方や側方などあらゆる方向に滑走運動させます．「歯ぎしりをするようにギリギリ顎を動かしてください」と表現するとよいでしょう．術者は，指に伝わる歯の動きを感知し評価します．

　左右のバランスを診る場合は，術者の親指と人差し指を左右両頬側面に置き，タッピング，滑走運動を繰り返しながら大臼歯から前歯のほうへ指を移行させ，動揺を感知します．歯周疾患の進行と過重負担になる咬合力の影響は大きく，咬合関係は経年的に変化するため，特にメインテナンス時のフレミタスチェックは重要です．簡便でわかりやすく，さらにX線写真で垂直性骨欠損や歯根膜腔の拡大があるかなどをあわせて診ることで，状態をより正確に確認できます．

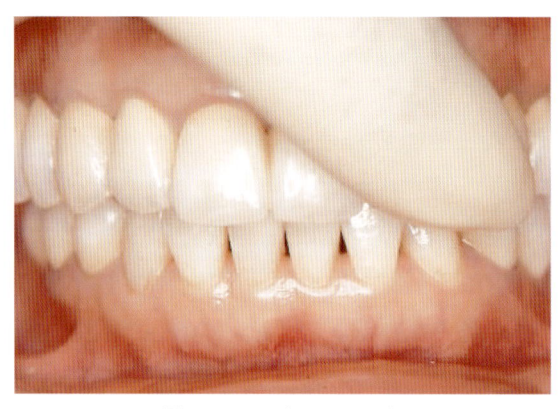

図3　フレミタスチェック

③歯周病検査の要点―視診・触診・X線写真―

POINT

咬合性外傷

　咬合性外傷は，咀嚼筋によってもたらされる咬合力の結果として歯周組織に生ずる病的な変化および適応性の変化をさします．つまり，過重負担になる咬合力が加わることによって歯根膜，歯槽骨，セメント質など歯周組織に影響を及ぼし，臨床的には歯の動揺度の増加や歯の移動，さらに打診痛や咬合痛といった徴候として現れます．X線写真では，垂直性骨欠損，歯根膜腔の拡大などが特徴的な所見です．

　咬合性外傷は，「一次性咬合性外傷」と「二次性咬合性外傷」に分類され，一次性咬合性外傷歯とは，正常な歯周支持がある歯に過度の咬合力が加わることによって生ずる外傷と定義され，「正常な骨レベル＋正常なアタッチメントレベル＋過度の咬合力」によって起こるとされています．また，二次性咬合性外傷は，歯周支持の減少した歯に対して正常あるいは過度の咬合力が作用して起こる残存支持組織の外傷と定義され，「骨の喪失＋アタッチメントロス（結合組織の破壊）＋正常／過度の咬合力」によって起こるとされています．

　歯周病により歯周支持組織が減少するほど，咬合圧に対する許容範囲が低下することから，歯周治療時や治療後のメインテナンスにおいての咬合療法が重要だと考えられています．

参考文献：佐藤直志．歯周・補綴のメインテナンス．クインテッセンス出版，東京，2006．

X線写真

　X線写真は，治療やメインテナンスを行ううえで必要不可欠です．正確に得られた像をいかに多くの知識をもって読むかが重要です．つまり，正確なX線写真を得る技術をもたなくてはなりませんし，立体的な組織が「二次元の像」として前後が重複した組織像として映ることから，解剖学を十分に習得したうえで観察する知識が必要になります．

お勧めしたい文献

1) 月星光博：もっと生かそうX線写真／デンタルハイジーン別冊．医歯薬出版，1997．
2) 熊谷真一編：入門X線写真を読む．医歯薬出版，2005．
3) 安生朝子：チーム医療に活かす　見る・読むエックス線写真／別冊歯科衛生士．クインテッセンス出版，東京，2004．

2章　デブライドメントを始める前に

④ プロービングとエキスプローリング

　直視できない歯肉縁下の状況を把握するためには，プロービングとエキスプローリングを行うことが必要です．2章②では，歯根表面の形状や性状について学びましたが，大切なのはこれらの知識を臨床でどう活かしていくかです．

　プロービングを行うときも，ただ数値を読み取るだけではなく，歯周組織の付着様式や歯根面の状態を頭の中で思い描きながら行うことにより，さまざまな情報を得ることができます（**表1**）．

■■■■ プロービングによって得られる情報とは？

■ポケット底の位置

　プロービング時には数値を記録することに気を取られがちですが，ここではまず基本的なところから学んでいきましょう．

　臨床的にはポケット底でプローブ先端が止まり，辺縁歯肉に位置するところでプローブの数値を読み取りますが，炎症がある場合とそうでない場合ではプローブの停止位置に違いがあると考えられます[1]．

　健康な歯肉では，先端は上皮付着中で止まりますが，炎症がある場合は，ポケット上皮をわずかに突き抜けるとされています（**図1**）．

　炎症が強いと，結合組織中のコラーゲン線維が破壊され，その数が少なくなります．コラーゲン線維は歯肉を歯根面側に引っ張る方向に走行しているために，その数が少なくなるとプローブが入りやすくなるのです．

　「実際のポケット底は，プロービング値の1mmほど浅いところにある」とよくいわれるのはこのためです．過去には計測値を「ポケット値」と表現しましたが，現在はプローブがどのくらい挿入されたかという「プロービング値」と表現されます．

　また，プロービング値は，炎症の有無以外にも，さまざまな因子の影響を受けていることを理解しておきましょう（**表2**）．

④プロービングとエキスプローリング

表1　プロービングから読み取れること・推測できること

- プロービング値
- 炎症の有無（出血・排膿）
- 垂直性骨欠損の原因（細菌感染か咬合力か）
- 歯槽骨頂の位置
- 付着組織の喪失量（アタッチメントレベル）
- 付着歯肉の状態
- 歯肉縁下歯石の付着状態
- 歯周ポケットの形状
- 歯根面の状態

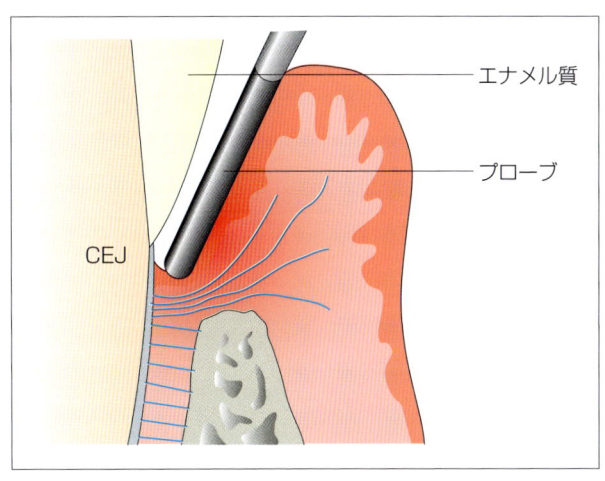

図1　炎症がある場合，プローブはポケット上皮をわずかに突き抜けるとされている

表2　測定値に影響を与える因子

- **プローブの太さ**：太いと挿入に限界がある
- **プロービング圧**：理想的には25～30g．調理用はかりなどを使った練習が必要
- **歯冠形態**：カントゥア，補綴修復物，歯列不正など
- **炎症**：炎症がある場合，プローブ先端はポケット底を貫通する

2章　デブライドメントを始める前に

表3　プロービング中の痛みの原因として考えられること

- **強い歯肉炎症**：歯肉に触れるだけでも痛みを生ずる場合がある
- **付着歯肉の幅や厚みが少ない**：プローブ挿入時の抵抗性が強くなる
- **知覚過敏**：歯面にプローブが触れるだけでも痛みを生ずる場合がある
- **プロービング圧が強い**：結合組織付着が傷ついている
- **不適切なプローブを選択している**：平型タイプや太すぎるプローブ
- **操作中にプローブ先端が歯根面から離れる**：周囲組織を傷つけている

■プロービング中の"痛み"も情報の1つ

　理想的なプロービング圧は25g前後といわれていますが，あなたは自分のプロービング圧を測定したことがありますか？　経験がなければ，一度調理用のはかりで測定してみることをお勧めします．プロービング中に患者さんから痛みを訴えられたらプロービング圧も弱くなるでしょうし，健康を回復した後ではついつい圧が強くなって付着組織を傷つけているかもしれません．

　このプロービング中の"痛み"も，情報の1つです．原因として考えられることに，"患者さんの強い恐怖心や不安感"があります．「何をされるのだろう……」という不安があると，痛みも強く感じられるものですから，プロービングとはどのような器具を使い，どのような目的で行うのかを，事前に理解してもらう必要があります．痛みの原因として考えられることを**表3**にまとめましたので，参考にしてください．

■"出血・排膿"は炎症がある証拠

　プロービング中の出血・排膿は，炎症が起きている証拠です．多くの歯周炎の進行過程では，活動期と静止期が繰り返されます．プロービング値が大きくても出血などがない場合は，「過去に活発な炎症が起きたが現在は静止期にある」と考えるべきでしょう．

　一方，外見上歯肉は健康に見えても，あるいはプロービング値が小さくても，出血する場合は，ポケット内では炎症が起きていて，ただちに炎症原因の除去が必要であると考えられます．喫煙者の線維化した歯肉にもよく見られる症状です．隠れた炎症の早期発見につながるため，見落とさないようにしなくてはなりません．

　また，排膿は炎症がさらに進行した状態であると考えられます．

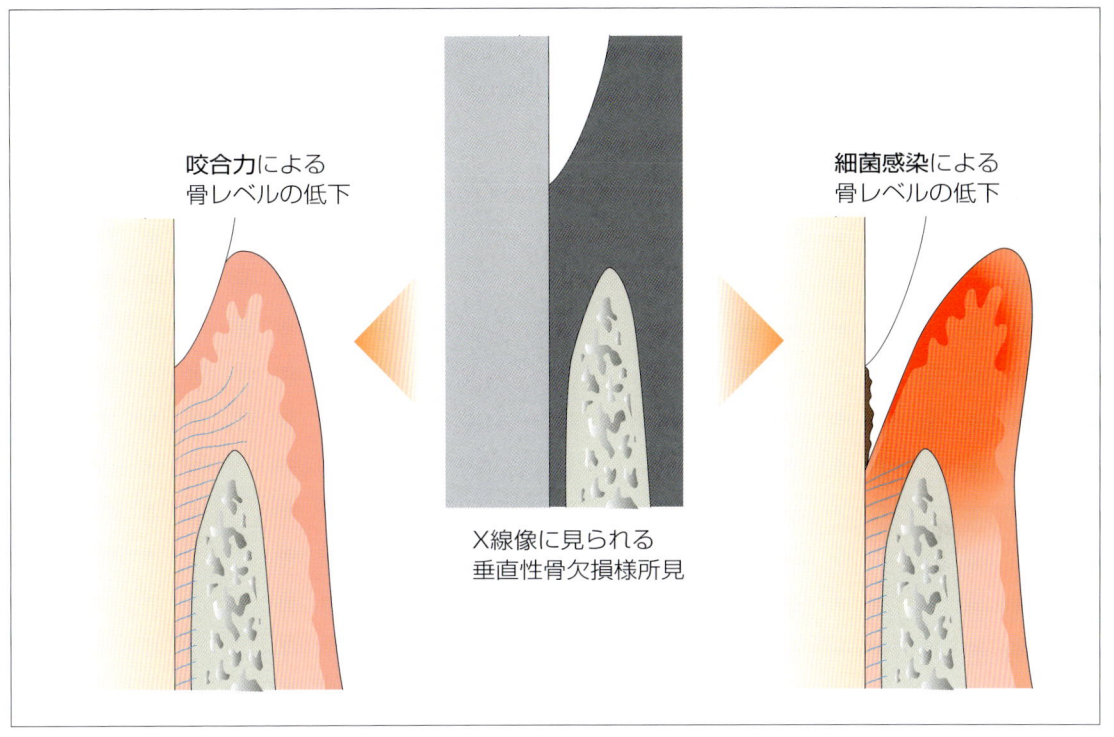

④プロービングとエキスプローリング

図2　垂直性骨欠損の原因には，咬合力と細菌感染という2つの原因が考えられる

■咬合性外傷を知る手がかりに

　また，X線写真では垂直性骨欠損があるにもかかわらず，プロービング値が小さい場合は，咬合性外傷が考えられます．健康な歯周組織に過剰な咬合力がかかった場合に，歯根膜腔は拡大し垂直性骨欠損のように見えます（図2）．しかし，ここにはまだ結合組織付着が残っていてプローブの進入が妨げられるために，プロービング値は小さいのです．

　結合組織付着が残っているということは，歯根面がプラークによって感染していないことを意味しますので，デブライドメントの必要がないのです．

　そればかりか，プロービングを行わずにX線写真だけで垂直性骨欠損であると思い込み，積極的に歯根面のデブライドメントを行うと，健康な結合組織付着を喪失させ，そこに上皮が入り込んでしまうために人為的にポケットを作ってしまいます．このようなまちがいをおかさないためにもこの知識は必要です．

　つまり，プロービングによって，歯根面が「感染しているか，していないか」を判断できるのです．

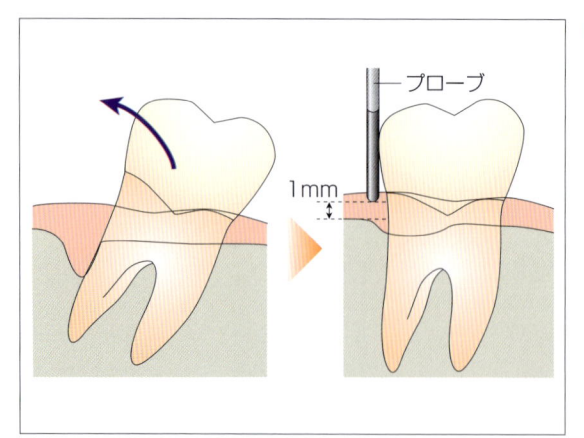

図3 矯正で歯をアップライト（整直）させた場合，X線写真で骨の回復を確認できるまでには時間が必要なので，プロービング値から歯槽骨骨頂の位置を想像する

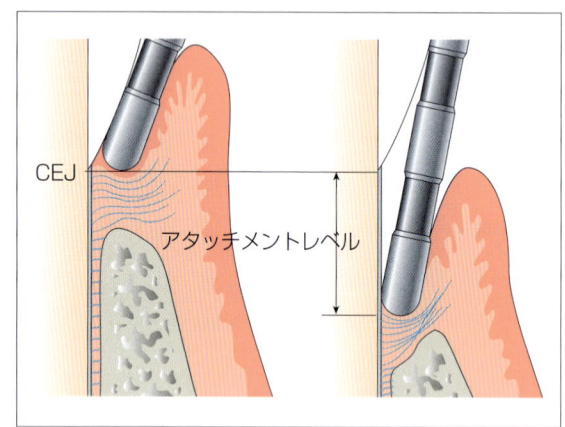

図4 アタッチメントレベル（文献1より）

■歯槽骨骨頂の位置を推測できる

　2章①で，歯周組織や生物学的幅径について解説しました．生物学的幅径には恒常性があり，結合組織付着の幅は歯槽骨から約1mmに保たれています．このことは，プローブ先端が結合組織付着の最歯冠側で止まることから，その位置から約1mmのところに歯槽骨の骨頂があると判断することができます．そのため，エクストルージョン（挺出）やアップライト（歯軸の整直）などの矯正で歯を移動する場合に，プロービング値から歯槽骨骨頂の位置を推測・確認できるのです[2]（**図3**）．

■付着組織の喪失量

　付着組織の喪失量を知るためには，まず，プロービング値とアタッチメントレベルの違いを理解することが必要です．プロービング値は歯肉の辺縁からポケット底までの距離を測定しますが，アタッチメントレベルはCEJ（セメント質とエナメル質の境界）からポケット底までの距離を指します（**図4**）．

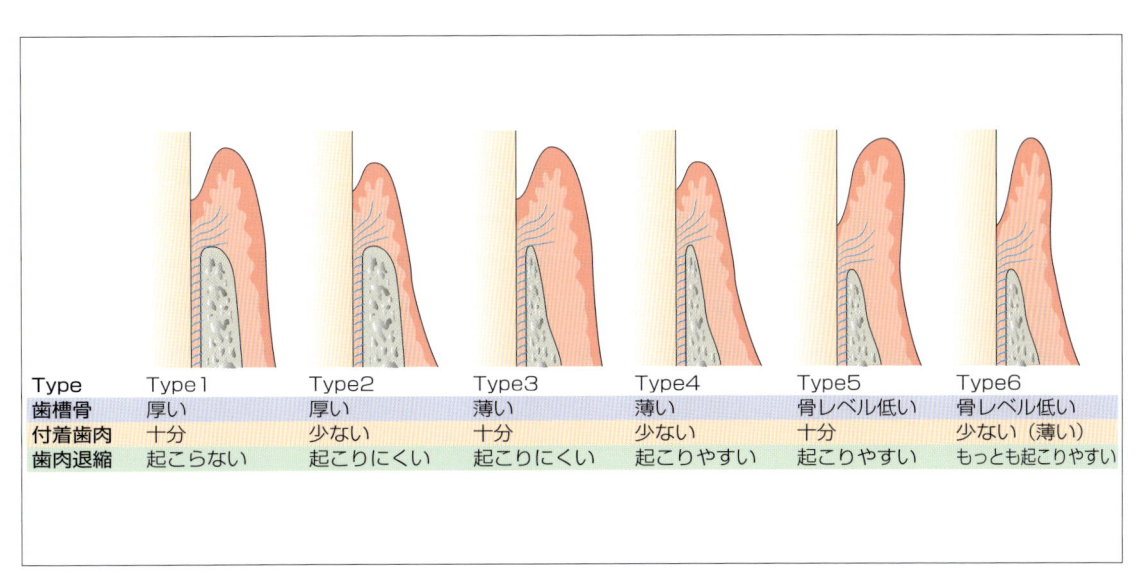

④プロービングとエキスプローリング

Type	Type1	Type2	Type3	Type4	Type5	Type6
歯槽骨	厚い	厚い	薄い	薄い	骨レベル低い	骨レベル低い
付着歯肉	十分	少ない	十分	少ない	十分	少ない（薄い）
歯肉退縮	起こらない	起こりにくい	起こりにくい	起こりやすい	起こりやすい	もっとも起こりやすい

図5　Maynardの分類（文献1より）．術後の歯肉退縮を予知したうえで診療にあたることが大切である

　歯肉辺縁の位置は腫脹や退縮によって変化するため，プロービング値から付着の喪失量を把握することはできません．
　一方，アタッチメントレベルは，CEJという固定点からの距離なので，付着組織の喪失量を把握できます．しかし，このアタッチメントレベルは臨床的に測定しにくいため，プロービング値を記録することが多いのです．
　歯肉辺縁がCEJよりも根尖側にあれば，歯肉辺縁からCEJまでの距離を「歯肉退縮量」として，プロービング値とプラスすることによって，付着組織の喪失量を把握することができます（図5）．

■付着歯肉の状態
　プロービング中には，付着歯肉の幅や厚み，付着状態（タイトなポケット，ルーズなポケットと表現されることがある）などを把握し，インスツルメント選択の参考にします．

■歯肉縁下歯石の付着状態
　歯石の石灰化が進むとX線写真で確認することができますが，それ以前の段階では，非明視下での探知が重要となります．また，プロービング中に，歯石の位置や量，大きさなどを把握することで，それらの除去に必要な時間をある程度予想することができます．

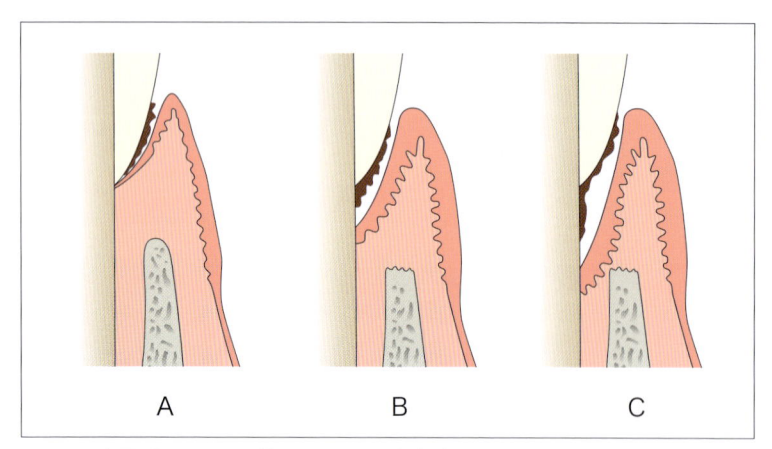

2章　デブライドメントを始める前に

図6　歯周ポケットの形態の分類．A：歯肉ポケット（歯周組織破壊がない），B：骨縁上ポケット（骨縁より歯冠側にポケット底部が存在），C：骨縁下ポケット（骨縁より根尖側にポケット底部が存在）

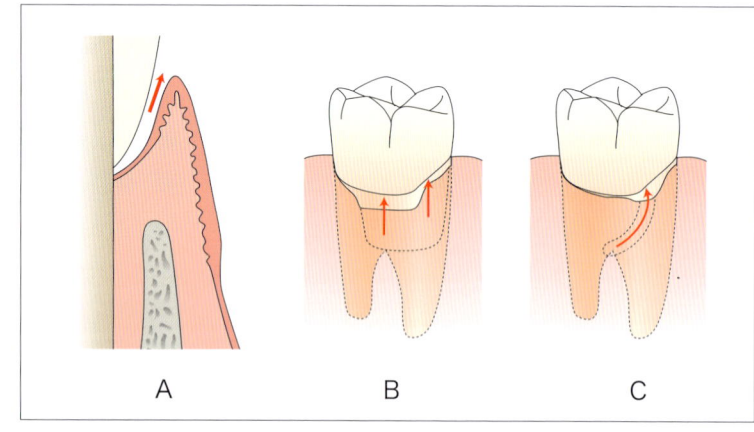

図7　歯周ポケットに関与する歯面数による分類．歯周ポケットにもさまざまな形がある A：単純ポケット，B：混合ポケット，C：複合ポケット

■歯周ポケットの形状

　歯周ポケットの形態はさまざまです．歯肉ポケット（仮性ポケット），骨縁上ポケット，骨縁下ポケットに分類され（**図6**），さらに歯周ポケットに関与する歯面数によって，単純ポケット，混合ポケット，複合ポケットに分類されます（**図7**）．複合ポケットは根分岐部付近に認められることが多いため，ガッタパーチャポイントなどを挿入したX線写真からわかることがあります．
　いずれもプロービングによって把握できる場合が多いため，プロービング時には歯周ポケットの形状も意識しながら行う必要があります．

④プロービングとエキスプローリング

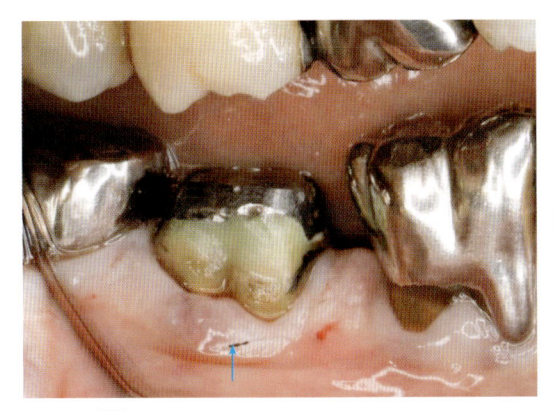

図8 7⎦の辺縁歯肉に腫脹が認められ，プロービング時にクラックが存在する可能性が高いと思われた

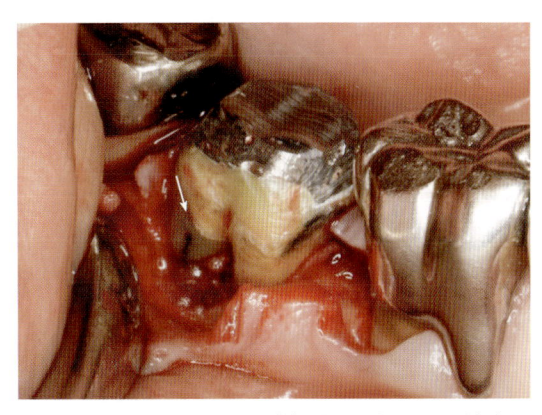

図9 フラップ時，やはり歯根面にはクラックが存在しており，このクラックが炎症の原因であることが判明した

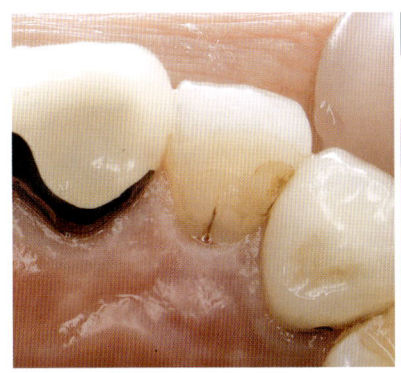

図10-1 ⎣2の口蓋側に斜切痕（根面溝）が認められる

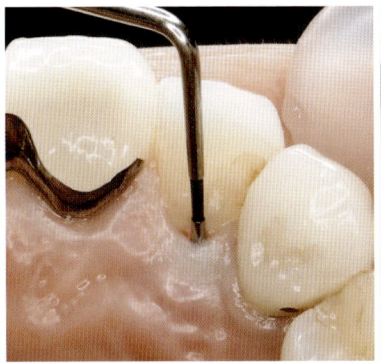

図10-2 プローブを挿入したところ，この裂溝部のみが高いプロービング値を示し，裂溝により結合組織付着がないことがわかった

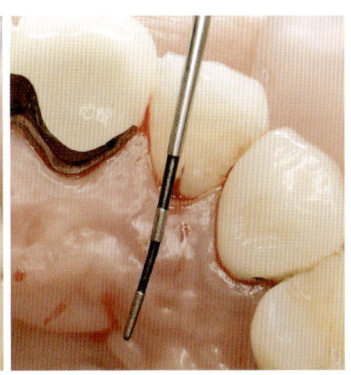

図10-3 裂溝は根尖近くまで続いており，プローブはこのあたりまで深く入った

■歯根面の状態

　歯根面のクラック（亀裂）や歯根破折がプロービングによってわかることもあります．特に，ポストを有した失活歯のプロービング時は，歯根破折の可能性を念頭において歯根面の性状を確認する必要があります（図8，9）．

　また，エナメル突起（エナメルプロジェクション）やエナメル真珠（エナメルパール），斜切痕や根面溝（図10-1～3）など，歯の形態異常により歯根面にエナメル質が存在し，結合組織の付着が得られないことから深い歯周ポケットを形成している場合があります．

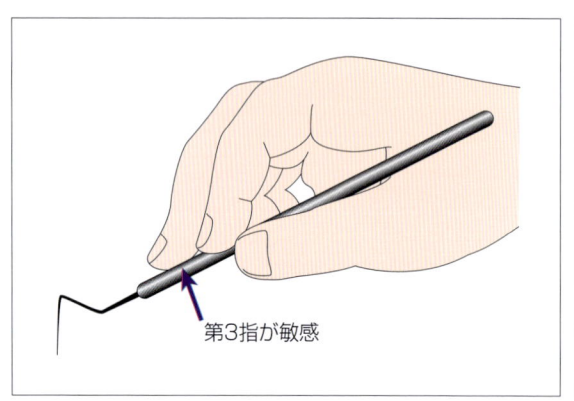

2章　デブライドメントを始める前に

図11　第3指（中指）で敏感に触知する

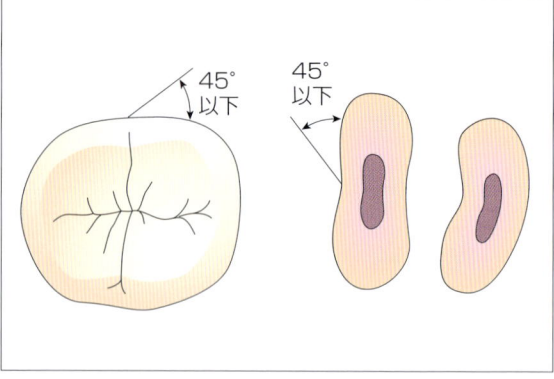

第3指が敏感

図12　エキスプローラーは歯面に対し45°以下で使用する

■■■■ エキスプローリング（歯石探知）の仕方

　歯石探知は，プローブやエキスプローラーを用いて，非明視下の状況を触感によって目で見るようにとらえます．

　術前の歯肉縁下歯石を確認するためにはプローブを使用し，術後に歯石の取り残しの有無を探るためには極細のエキスプローラーを用います．術前にプローブを使用するのは，まだ把握できていない非明視下において周囲組織を傷つけないように操作するためであり，術後にエキスプローラーを使用するのは，プローブと比較してはるかに繊細な伝達力をもつので，細かな残石をとらえやすいからです．

　探知のポイントは，次のとおりです．

　①**インスツルメントは力を入れて把持しない**：ペングリップで力を抜いて持つことによって，指先に伝達される凸凹感を敏感にキャッチできます．5本指のなかでもっとも敏感な指は第3指（中指）といわれています．インスツルメントを持つとき，先端に指の腹をそえるようにすると敏感に察知できます（**図11**）．

　②**インスツルメントの先端は歯面に対し45°以下に**：操作時には，インスツルメントの「たわみ」による触感をとらえるため，角度を45°以下に保ってストロークします（**図12**）．

　③**歯面のさまざまな方向にストロークさせる**：細かな残石を探すためには，インスツルメントを縦・横・斜めとさまざまな方向にストロークさせます（**図13**）．

④プロービングとエキスプローリング

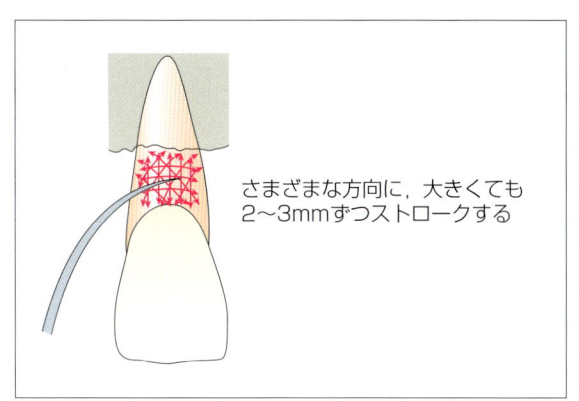

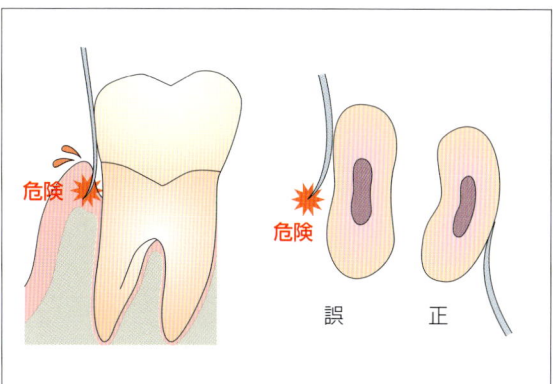

図13 ストロークはさまざまな方向に，かつ小刻みに行う

図14 エキスプローラーの先端を歯面から離すと周囲組織を傷つける

④ **ストロークは小刻みに**：ストロークの幅はできるだけ小さくします．大きくても 2〜3 mm の幅でストロークをしましょう．

⑤ **指をしっかり固定する**：操作が不安定にならないように，手指をしっかりと固定します．

⑥ **インスツルメントの先端を歯面から離さない**：周囲組織を傷つけないように配慮します（**図 14**）．

参考文献
1) 山本浩正：イラストで語る ペリオのためのバイオロジー．クインテッセンス出版，東京，2002．
2) 山﨑長郎：審美修復治療―複雑な補綴のマネージメント．クインテッセンス出版，東京，1999．

2章　デブライドメントを始める前に

⑤ プロービングとエキスプローリングの訓練方法

■■■■ 十分な訓練が必要不可欠

　臨床では，開口の限度や複雑な歯列，歯の形態など，さまざまな条件のもと非明視下でアプローチするため，テクニックを習得するには，机上での十分な訓練が必要不可欠です．

　テクニック習得のポイントは，伝達力が最大になるよう配慮（細いエキスプローラーを使用する，歯面との角度を45°以下に保つなど）したうえで，「触感をとぎすますこと」，そしてパワーとストロークをコントロールして「周囲組織を傷つけないこと」の2点です．

　大切なことは，視覚で捉えることのできない歯肉縁下を感触で捉えて，頭の中でイメージすることです．"触感をとぎすます"強い意志が必要です．このことはプロービングの訓練でもエキスプローリングの訓練でも同様です．

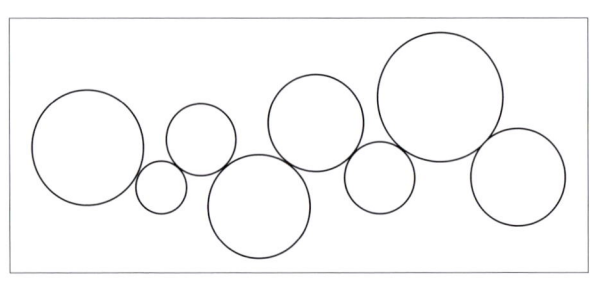

p.81 の訓練 ④ で使用する図見本

⑤プロービングとエキスプローリングの訓練方法

訓練 ① 親指の動きを学ぶ

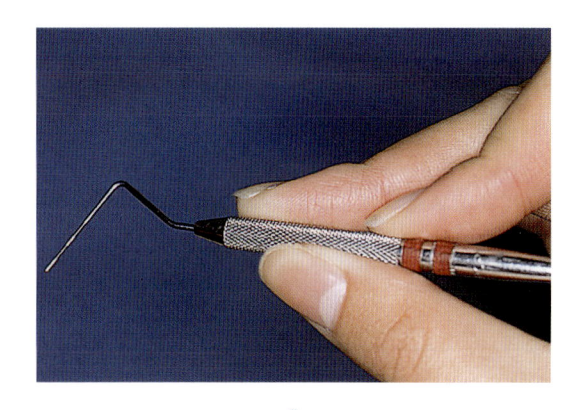

● 目　的：カーブする歯根面に器具の先端をフィットさせたままストロークするテクニックを身につけること

● 準備するもの：プローブ
　　　　　　　　またはエキスプローラー

● 訓練方法：プロービング中に器具先端を移動させるために親指を動かすと，インスツルメントと親指内側（指先から第一関節の中央部）の接点が移動する．器具の把柄部を親指で転がすように何度も動かし，どのくらい親指を動かすと器具先端が移動するのかを把握する

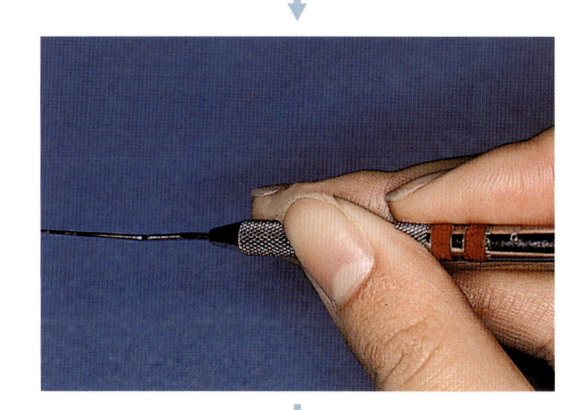

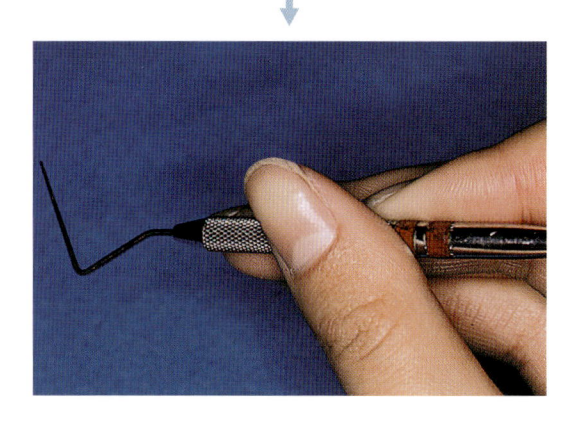

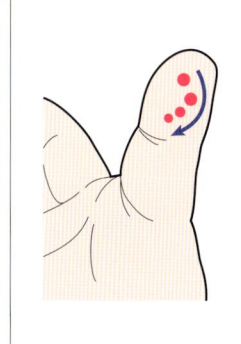

器具の把柄部と親指の接点はこのように移動する

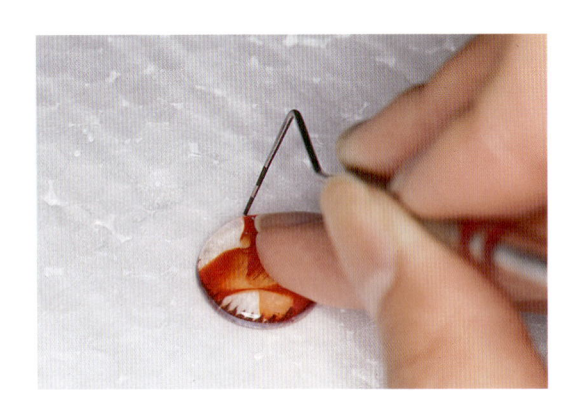

2章　デブライドメントを始める前に

訓練 ②　1枚のコイン・おはじきを使う

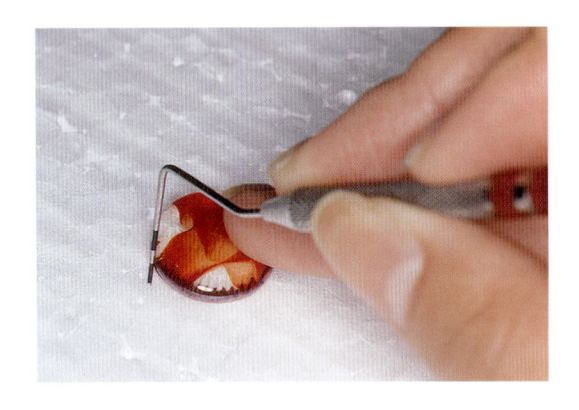

●目　的：固定指はしっかりと，ほかの指は力を抜いて操作できるようになること

●準備するもの：コインまたはおはじき1枚

●訓練方法：コインやおはじきの右下方（左利きの場合は左下方）に固定指（第4指）を置き，辺縁に沿わせ滑らせるように器具先端を移動させる．その際，先端が辺縁から離れないように注意する．指に力が入っていると，円周の1/4も移動させることができない．せめて，半周は移動できるようにしたい

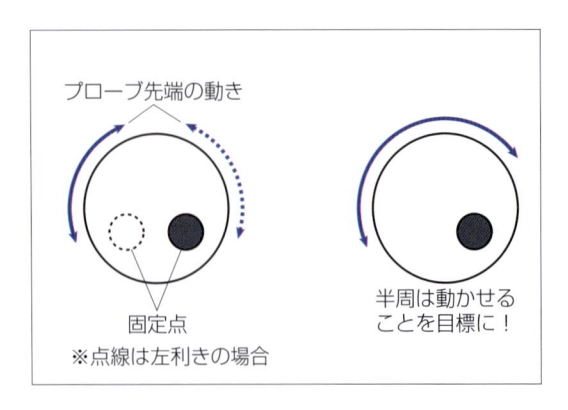

プローブ先端の動き

固定点
※点線は左利きの場合

半周は動かせることを目標に！

⑤プロービングとエキスプローリングの訓練方法

訓練③　3枚のコイン・おはじきを使う

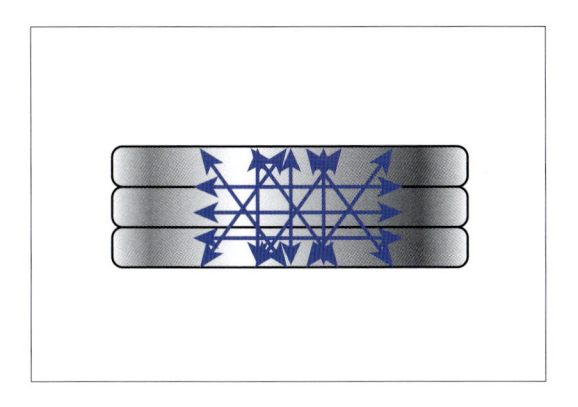

●目　的：さまざまな方向にストロークできるようになること

●準備するもの：コインまたはおはじき3枚

●訓練方法：②の訓練ができるようになったら，枚数を3枚にして同じように練習してみよう．重ねると固定が安定しなければ崩れる可能性があることから，固定指をしっかり置く訓練にもなる．円周の移動ができるようになったら，今度は水平，垂直，斜めなど，さまざまな方向にストロークしてみよう

訓練④　多数に連続した円の線上をなぞる

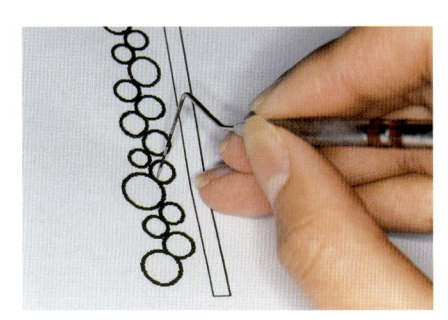

●目　的：不規則にカーブしたラインに沿うようにインスツルメントをストロークさせられるようになること

●準備するもの：直径5〜15 mmの円を連ねて書いた紙（p.78の見本参照）

●訓練方法：見本のように大小の円を混ぜると，側線に変化ができ，より臨床に近くなる．円の右側（左利きの方は左側）に長方形を描き，固定指はその上をなぞるようにすると，固定点と作業点の距離を調整する訓練にもなる．
　まず，下方から上方へ円周の線上を1つひとつなぞりながら移動し，次に上方から下方に向けて同様に移動させる（①）．次に，円が連なる側線を左右別々に下方から上方へ，そして上方から下方へ移動させる（②）．

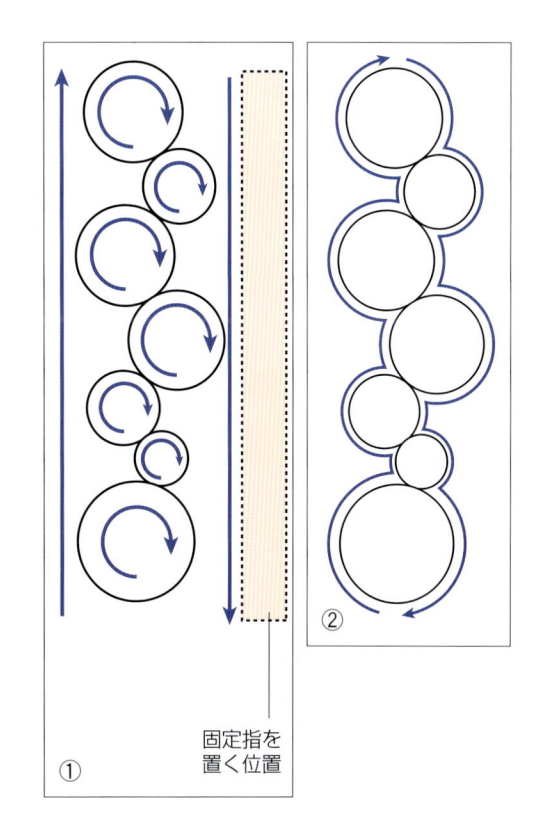

固定指を置く位置

2章　デブライドメントを始める前に

訓練⑤　サンドペーパーを使う

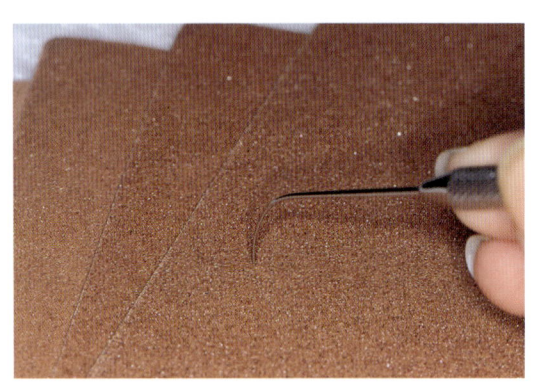

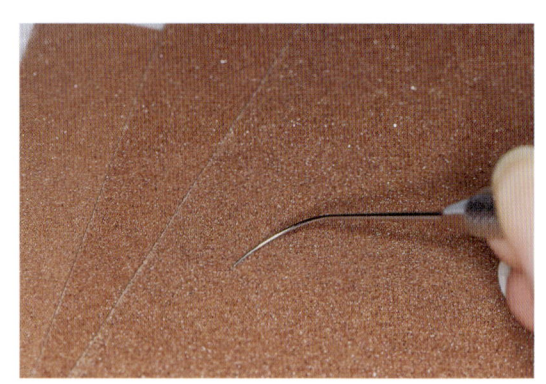

● 目　的：指先の触感を鍛え，触感をとらえやすい角度を知ること

● 準備するもの：粒子の粗さが異なるサンドペーパー
（100・120・150・180・240・280 など．数値が大きいほど粒子が細かい）

● 訓練方法：まず，ペーパーの上にインスツルメントの先端を触れさせて，感触の違いを把握する．次に，目をつむって「粗い順」「細かい順」に並べ替える
　ペーパーの面に対し，インスツルメントの先端が何度になればより感触がとらえやすいか，角度を変えてストロークしてみよう．90°に近くなると突き刺さるようになり，かえって感触をとらえることができず，45°以下にすると，感触がとらえやすいことがわかる

訓練⑥　本を使う

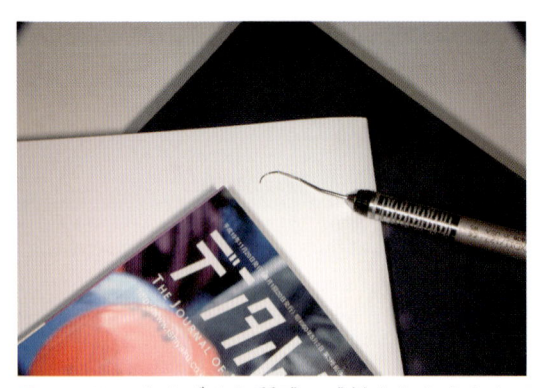

● 目　的：さまざまな質感，感触をとらえられるようになること

● 準備するもの：数種類の本

● 訓練方法：それぞれの本のカバーや表紙，中の紙を探り，感触の違いを把握する

⑤プロービングとエキスプローリングの訓練方法

訓練 ⑦　マニキュアとペットボトルの蓋を使う

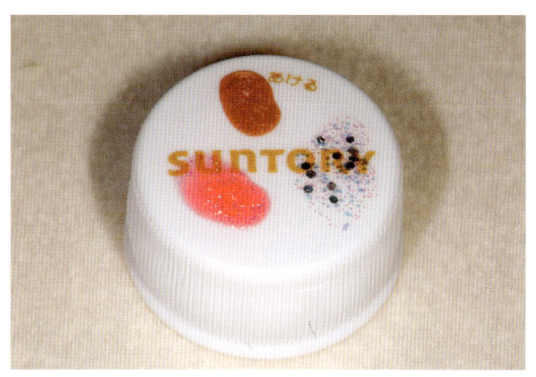

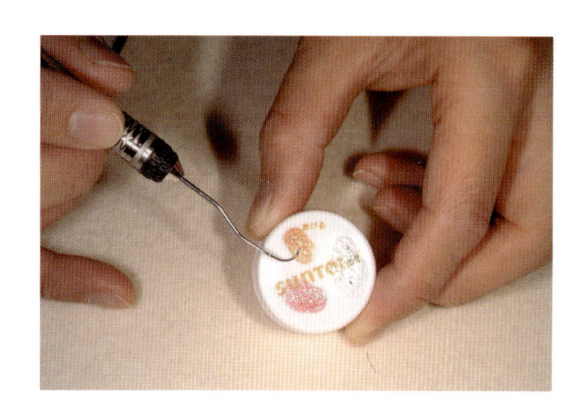

- ●目　的：指先の触感を鍛えること

- ●準備するもの：マニキュア，ペットボトルの蓋

- ●訓練方法：ペットボトルの蓋に，数種のマニキュアを塗り触知する（長さ5～10 mm 程度）．ラメ入りのマニキュアの触知はエキスプローリングの訓練にとても適している

訓練 ⑧　マニキュアとカードを使う

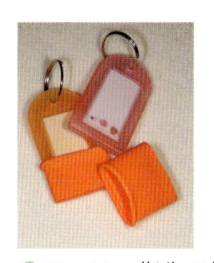

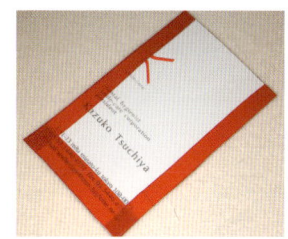

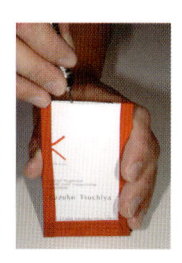

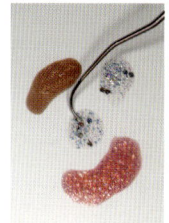

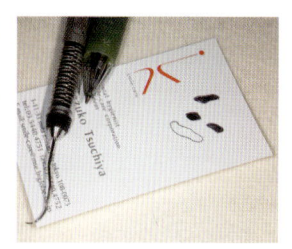

- ●目　的：指先の触感を鍛えること

- ●準備するもの：マニキュア，不要になったカードや名刺など2枚

- ●訓練方法：用意した2枚のカードのうち1枚の1面の数カ所（3～4カ所）に点状と線状にマニキュアを塗る．乾燥後，マニキュア面を内側にしてもう1枚のカードを重ね，三辺をテープで固定する．テープを貼っていない一辺から器具を挿入して探り，その様子を別のカード大の紙に書き写す

263-00579

2章　デブライドメントを始める前に

訓練⑨　抜去歯を用いる

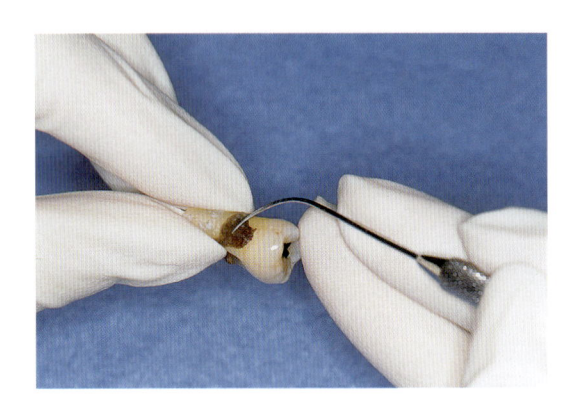

●目　的：臨床に近い状態で指先の触感を鍛えること

●準備するもの：抜去歯

●訓練方法：歯石の付着した抜去歯を用いて，周囲組織をイメージしながらプロービング，エキスプローリングを行う．これはもっとも臨床に近い訓練である

訓練⑩　顎模型を用いる

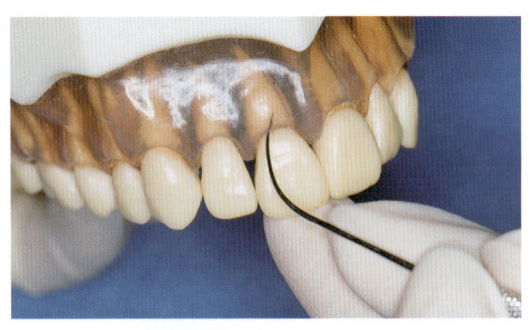

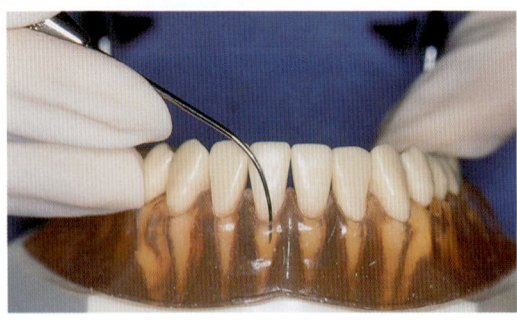

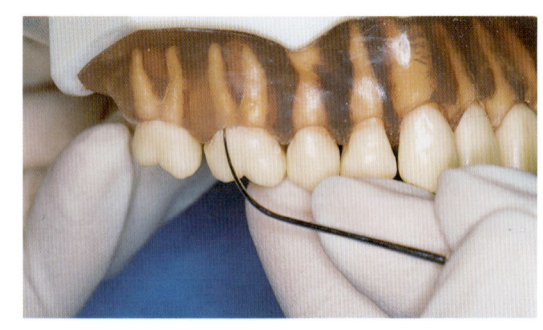

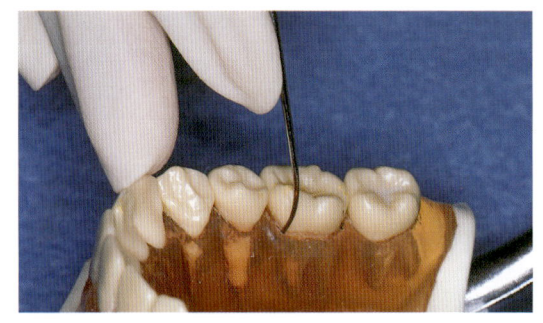

●目　的：エキスプローラーの歯肉縁下への挿入，ストローク，固定の要領を習得すること

●準備するもの：顎模型

※ここでは，おもにエキスプローリングにおけるインスツルメントの挿入方向を示している

2章　デブライドメントを始める前に

⑥ 根分岐部のプロービングとエキスプローリング

前項でご紹介したプロービングとエキスプローリングのテクニックは習得できたでしょうか？　では「根分岐部のプロービング・エキスプローリング」について学びたいと思います．

根分岐部病変が難しい理由

歯周病が原因で起きる根分岐部病変は，根分岐部にまで歯周病が進行した状態です．私たちが根分岐部にアプローチする際に難しさを感じる理由は，「歯の形態とそれに伴う歯槽骨の形態がとても複雑である」ためです．

つまり，歯根の解剖学的形態をしっかり頭に入れておく必要があるのです．

歯根形態について理解しておくべきこと

以下に，日常的に私たちが多く遭遇する複雑な形態の根分岐部を取り上げてみましょう．

■エナメル突起（エナメルプロジェクション）

歯の形態異常で，大臼歯の頬舌側根分岐部に，エナメル質が分岐部内側に入り込むようにして存在します（図1，2）．

エナメル突起は，歯根の発生中にヘルトヴィッヒ上皮鞘の分断が遅れると形成されると考えられています．エナメル突起上には結合組織付着がなく，上皮性付着だけになります．

つまり，歯が萌出したときからすでに細菌の侵入を受けやすい環境であるといえるのです．

また，エナメル突起は付着組織の再生を阻害するため，再生療法（GTR法）などの有効性が低く，治癒させることが困難です．

2章　デブライドメントを始める前に

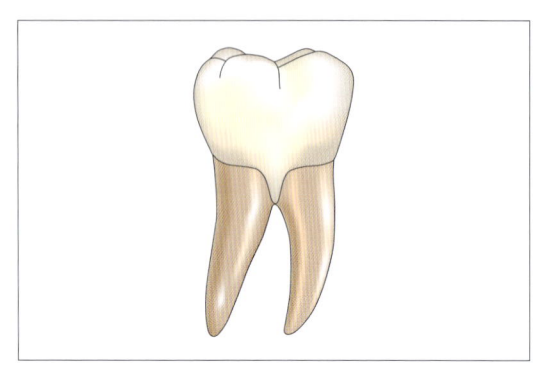

図1　エナメル突起

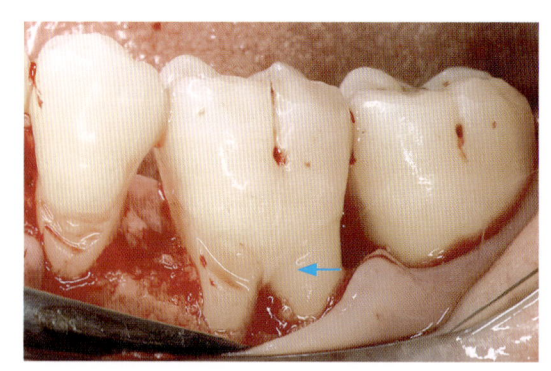

図2　6┐根分岐部にみられるエナメル突起（図2は北山茂野歯科医院・茂野啓示先生のご厚意による）

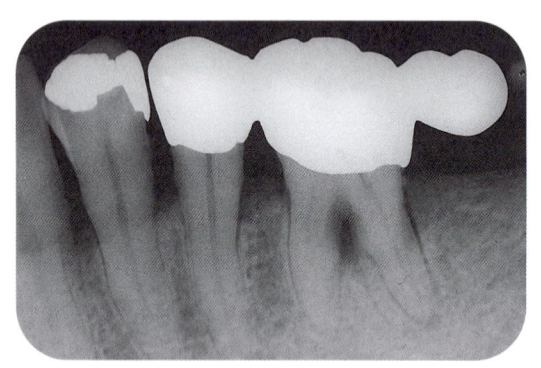

図3　6┐の根分岐部にデブライドメントを行っても改善しない．なぜ……？

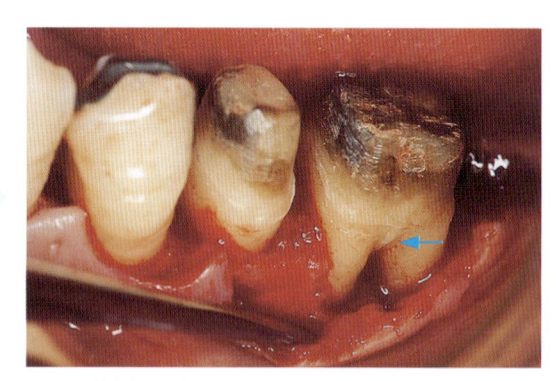

図4　外科処置時にエナメル突起があることがわかった

　　下顎臼歯（特に第一大臼歯）で約30％の頻度で認められるとの報告もあり，根分岐部病変を引き起こす一因として注意するべきでしょう．抜去歯を保存してあれば，ぜひこのような歯がないか探してみてください．

　　このエナメル突起をX線写真で判別することは困難です（**図3**）．近遠心的に慎重にエキスプローリングすれば確認できることがありますが，たいていは根分岐部に骨破壊が進行したX線写真から「もしかするとエナメル突起があるのかも？」と疑い，デブライドメントを繰り返しても症状が軽減しないために外科処置へ移行することによって確認できることが多いのです（**図4**）．

　　対応としては，エナメル突起の除去，歯根分割（ルートセパレーション），分割抜歯（ヘミセクション），あるいは容認したうえで短い間隔でのデブライドメント（非外科による妥協的メインテナンス）を長期間行う，などがあります．

⑥根分岐部のプロービングとエキスプローリング

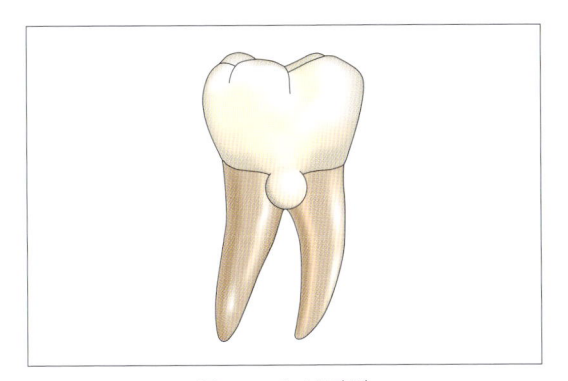

図5　エナメル真珠

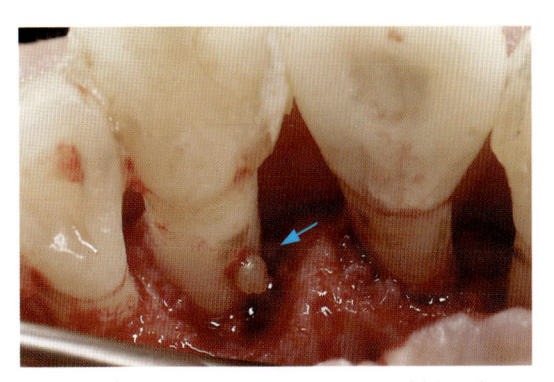

図6　1|の根にエナメル真珠がみられる（症例写真は北山茂野歯科医院・茂野啓示先生のご厚意による）

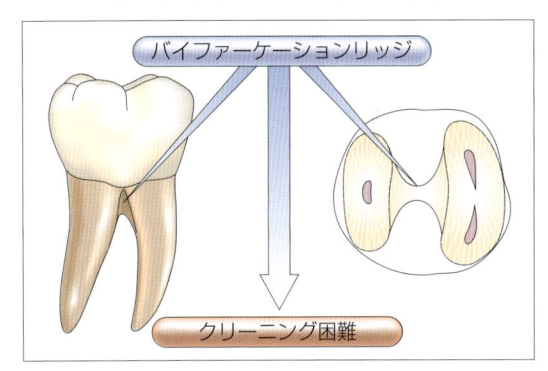

図7　バイファーケーションリッジがあると，デブライドメントが困難になる（文献1より）

■エナメル真珠（エナメルパール）

　エナメル突起と同様に歯の形態異常で，根分岐部にエナメル質のパール状の突起があります（**図5，6**）．発現頻度は比較的低く，プロービングやエキスプローリングで確認することができます．対応は，エナメル突起と同様です．

■バイファーケーションリッジ

　下顎大臼歯（特に第一大臼歯）根分岐部の近心根と遠心根を結ぶように存在する隆起です（**図7**）．この隆起によって根分岐部はさらに複雑な形態になり，デブライドメントを困難なものにしています．

　バイファーケーションリッジは約70％の頻度で認められるといわれ，エキスプローリングによって確認できます．根分岐部で段差を感じた場合は，このバイファーケーションリッジを疑ってみてください．

　隆起部分だけを除去することは不可能なので，対応は難しくなります．歯根分割や分割抜歯などの除去療法，除去しないで短い間隔でデブライドメントを継続する，などの対応がとられます．

2章 デブライドメントを始める前に

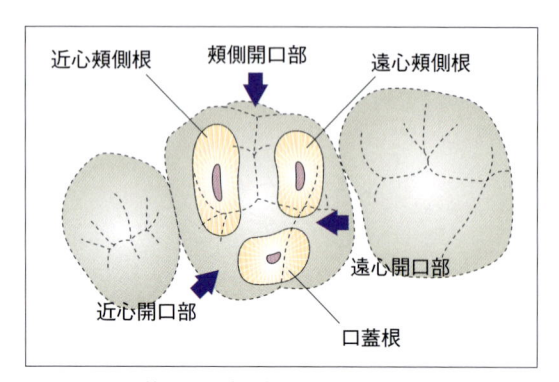

図8 上顎第一大臼歯の根分岐部開口部．近心開口部は口蓋側寄りに，頬側・遠心開口部は中央部に存在する（文献1より）

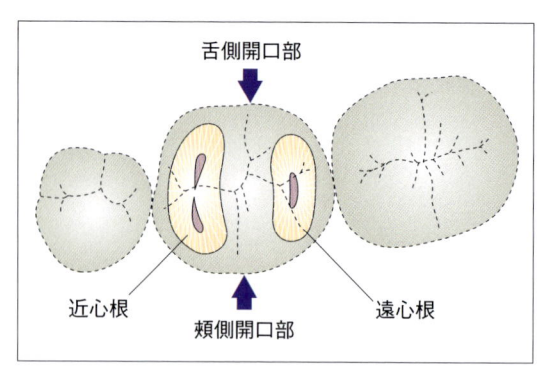

図9 下顎第一大臼歯の根分岐部開口部．頬側，舌側ともに中央部に根分岐部が存在する．遠心根が2根に分岐していることもあるので要注意（文献1より）

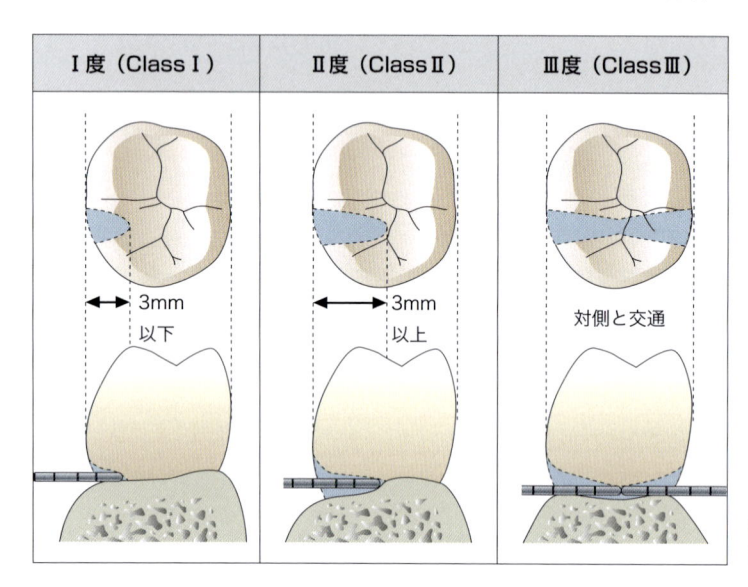

図10 根分岐部病変の水平的分類
（Hamp, et al, 1975. Lindhe, 1983. より）

■そのほかの留意点

上記の特徴的な形態異常だけではなく，歯根の形態は複雑で，根分岐部周辺の根面には多くのくぼみがあります．臨床上，根分岐部病変が進行していても，歯肉縁下であれば直視が不可能なため，X線写真を参考にしたプロービングとエキスプローリングが診断の決め手となります．

デブライドメントやプラークコントロールは，根分岐部開口部から器具をアクセスさせて行うので，根の形態，位置を個々に把握し，可能なかぎりアクセスを試みます．

けれども，プロービング，エキスプローリングさえ不可能な場合があります．特に，3根を有する上下顎大臼歯の複雑な根分岐部形態やアクセスの難しさを理解しておきましょう（**図8，9**）．

⑥根分岐部のプロービングとエキスプローリング

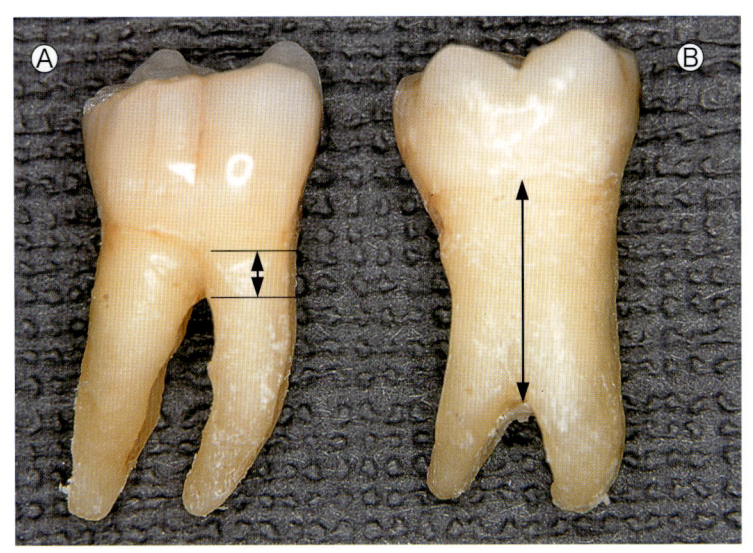

図11　ルートトランクの長さの違いは，どう影響する？

根分岐部病変の分類

　Dr. Hamp（1975年）やDr. Lindhe（1983年）らによって，根分岐部病変の水平的分類がなされています（**図10**）．しかし，この分類からは根分岐部の複雑な形態は把握できません．あくまでも，歯槽骨の破壊レベルを知る目安としてとらえるべきでしょう．

そのほかに理解しておかなくてはいけないこと

■ルートトランク

　ルートトランクとは，エナメル質とセメント質の境界線（CEJ）から，歯根の分岐点までの距離です．**図11**のように比較すると距離の違いが理解できます．もし歯槽骨の破壊レベルがCEJから4mmのところだとどうでしょう．**図11**のⒶはすぐに根分岐部病変が起こりますが，Ⓑはまだまだ余裕があります．

　つまり，Ⓐであれば「歯周病が進行した場合，比較的軽度であっても根分岐部病変が起き，歯肉縁上からの対応が困難である．しかし，根が長いため歯根分割や分割抜歯などの処置によって良好な予後を期待できる」ということを意味します．

　またⒷにおいては，「歯周病が重度に進行した場合に根分岐部病変が起きる

2章　デブライドメントを始める前に

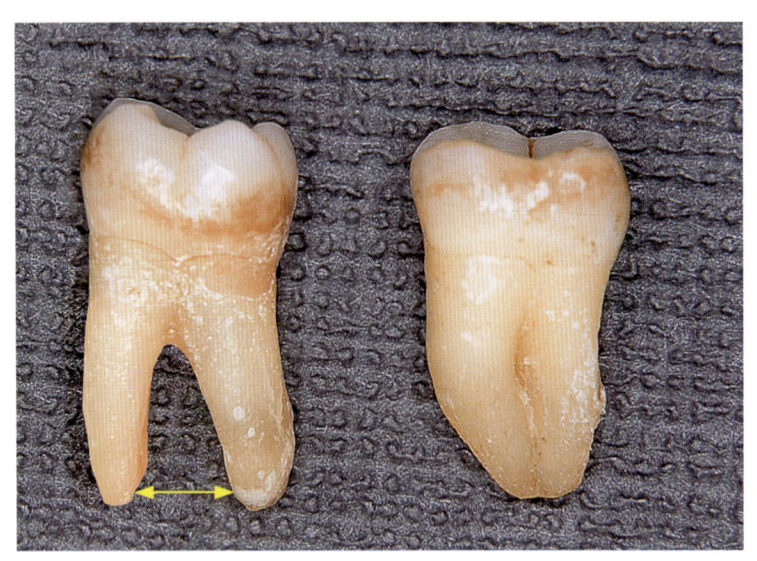

図12　歯根離開度もさまざま

が，1度生じてしまうと歯槽骨を含む歯周組織の残量から良好な予後は期待できない」といえるのです．

■歯根離開度

　歯根が離開する幅についても理解する必要があります．図12からもわかるように離開幅はさまざまで，歯根間に十分な開きがなく，0.75 mmよりも狭い場合も約50%あるといわれています．

　新しいキュレットの刃幅が1.0 mmだとすると，カッティングエッジを歯根間に到達させることは不可能であるため，シャープニングを繰り返し刃幅の狭くなったスケーラーや，歯肉縁下用の細いチップを用いた超音波スケーラー，エアスケーラーが必要です．

　根分岐部の複雑な形態や対応について理解を深めることは，デブライドメントにおいて，「いかに効果的にプラークを除去するか」という応用力を働かせるうえで重要なポイントになるのです．

参考文献
1) 山本浩正：イラストで語るペリオのためのバイオロジー．クインテッセンス出版，東京，2002．

Column

ミラーテクニック習得のための訓練

　歯科衛生士のなかには，ミラー視が苦手なために，覗き込むようにして姿勢を崩している方が多いのではないでしょうか．無理な姿勢が習慣化してしまうと身体を痛めてしまいます．そこで，身体に負担の少ないミラーテクニックを習得するために最適な訓練をご紹介しましょう．

■ミラーテクニック習得のためのトレーニング

❶ 紙に，**図 1-1，2** のような図形を描き，その図形の上にやや斜めにしてミラー（手鏡）を持ち，そのミラーを見ながら図形をなぞります（**図 2**）．

❷ はじめはなかなかうまく図形の線上にペンを沿わせることができません．うまく描けるようになるには，以下のようなポイントを意識してください．
　● 図形の全体像を記憶する
　● 記憶した図形の線上にペンを沿わせるようにして描く
　● ミラー視を参考にする

　つまり，ミラーに映る映像を参考にしながら，紙の上に意識を集中させます．口腔での操作においても同様に，歯面の形態を十分にイメージしてミラーに映る映像を参考にするとよいでしょう．

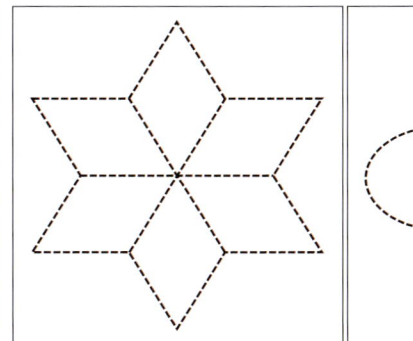

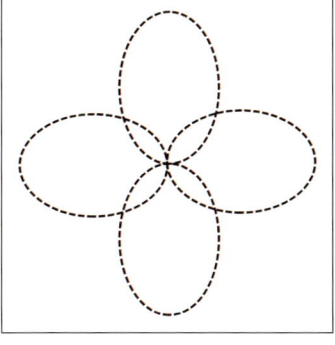

図 1-1，2　紙にはこのような図形を書く　　　図 2　トレーニングをしているところ

2章　デブライドメントを始める前に

⑦ デブライドメントテクニックの基本

　2章最後の本項では，デブライドメント（詳細は4章で解説）を始めるまえに理解していただきたいグレーシーキュレットの特徴や使用時の注意点について解説します．

■■■■　グレーシーキュレットについて

　グレーシーキュレットを使用するにあたっては，まず「なぜこのようにデザインされたのか」を理解することが大切です．
　Dr. Graceyが考案したデザインの意図を理解すれば，正確な使用とメインテナンス（シャープニング）ができます．グレーシーキュレットには「3つの特徴」があり，それぞれにそのようにデザインされた意図があります．

　特徴①：刃部がカーブからなる（図1）
　意図：このカーブは，歯根面のカーブにカッティングエッジをフィットさせやすく，歯質や周囲組織へのダメージを最小限にとどめたいという意図がある．
　特徴②：カッティングエッジが片側のみについている（図2）
　意図：片刃であることにより，歯肉縁下での作業時に周囲組織を傷つけず歯根面だけにカッティングエッジを当てることが可能．
　特徴③：カッティングエッジが第一シャンクに対して70°の角度でついている（図3）
　意図1：辺縁歯肉からカッティングエッジを挿入させるときに，歯面とカッティングエッジが0°に近いほうが歯周組織を傷つけない．第一シャンクに対し70°の角度であれば，第一シャンクをすこし傾けることによって歯面への角度を0°に近づけることができる（もし90°についていれば，第一シャンクをより大きく傾ける必要がある）．
　意図2：歯石除去時に術者のパワーを最大限に活かすことができ，しかも歯根表面を傷つけない作業角度は70°前後であるため，第一シャンクを歯石除去

⑦デブライドメントテクニックの基本

■グレーシーキュレットの特徴

① 刃部がカーブからなる（図1）

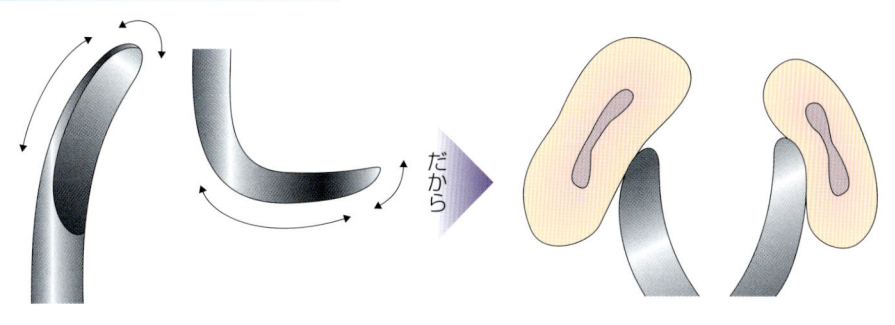

刃部がカーブからなる

だから

根面のカーブにもフィットしやすい

② カッティングエッジが片側のみについている（図2）

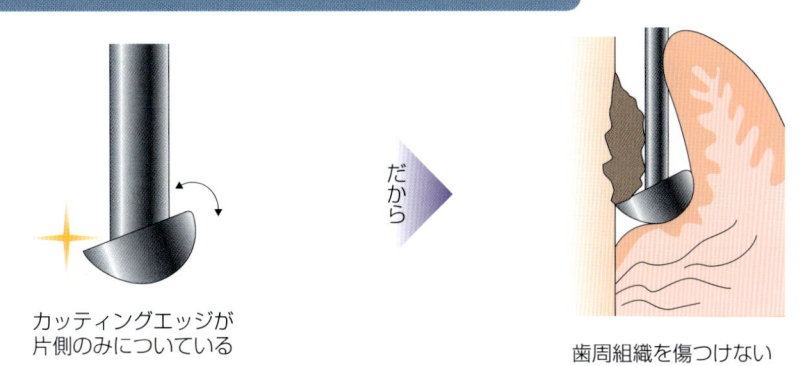

カッティングエッジが片側のみについている

だから

歯周組織を傷つけない

③ カッティングエッジが第一シャンクに対して70°の角度でついている（図3）

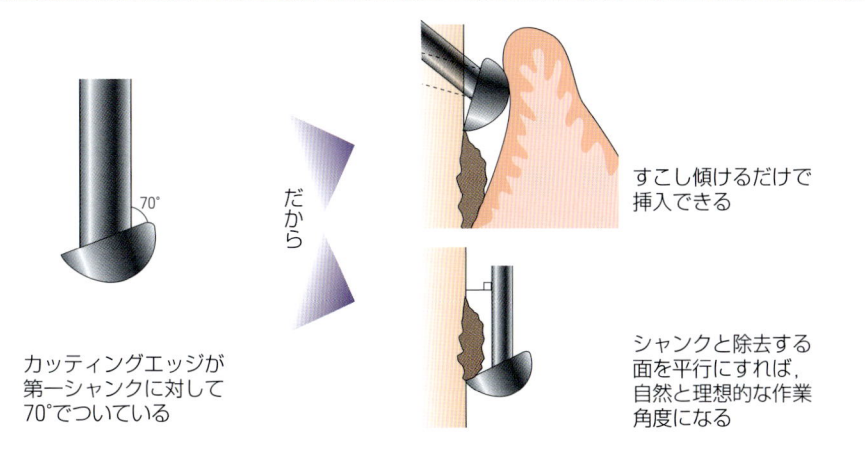

カッティングエッジが第一シャンクに対して70°でついている

だから

すこし傾けるだけで挿入できる

シャンクと除去する面を平行にすれば，自然と理想的な作業角度になる

2章　デブライドメントを始める前に

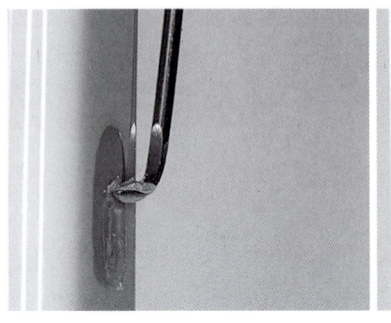

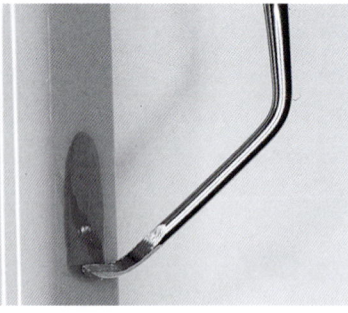

図 4-1　正確な角度にすれば，強い力（側方圧）を加えなくてもマニキュアが削れる

図 4-2　誤った角度にすると（歯面とカッティングエッジが 90°以上になっている），強い力を加えても削れない

理想的な角度

誤った角度でいたずらに歯石を研磨すると……

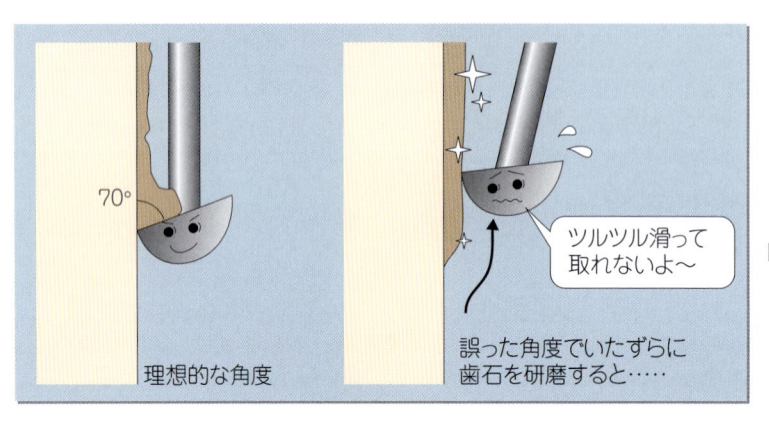

ツルツル滑って取れないよ～

図 5　切るもの（スケーラー）と切られるもの（歯石・歯面）との理想的な関係は，スケーラーが歯面に対して 70°であること．いたずらに歯石を研磨してしまうと，滑ってますます除去が難しくなる

する歯面と平行にすれば，理想的な作業角度になる．

　この 3 つの特徴と意図を理解することは，テクニックを習得するうえでとても重要です．

　特に，前頁特徴 ③ の意図 2「第一シャンクを歯石除去する歯面に平行にする」ことは，「切るもの（スケーラー）」と，「切られるもの（歯面の付着物）」との関係において，もっとも着眼するべき点です．

■■■■「切るもの」と「切られるもの」との関係

　オーバーインスツルメンテーションを予防しながら，効率よくデブライドメントを行うためには，スケーラーの「刃物」としての構造や働きを理解することが大切です．「切るもの」と「切られるもの」には，理想的な関係（角度）があるのです．それは，「必要最低限の力で，傷をつけずに，強固に付着した歯石を取り除く」角度です．

　つまり，歯面に対してカッティングエッジを 70°前後の角度に当ててストロークすると，効率よく歯面を傷つけずに歯石を除去することができるのです（図 4-1, 2）．もしスケーラーを誤った角度で当ててストロークすると，歯石が取れな

⑦デブライドメントテクニックの基本

いばかりか歯石を研磨してしまうこともあるので要注意です（図5）．研磨されてしまった歯石の除去がさらに難しいことは，皆さんも経験されていると思います．

これだけは覚えておきたい！

■基本の3原則

多くのテクニックマニュアルには"○番のスケーラーを「どの歯」の「どの面」に「どこのポジションで」使用するか"が書かれています．しかし，このシリーズを通して学んだように，歯の形態やその位置，歯軸方向，口腔状況，開口程度などは一様ではなく，また，術者の体格や手の大きさ，指の長さ，太さもさまざまです．

臨床において重要なことは，① **付着物の除去ができる**，② **歯面，歯周組織の損傷を最小限にする**，③ **術者の疲労を軽くする**，この3つです．これらを実践するために求められることは，基本を理解したうえで応用することなのです．

■ストロークは耳掃除の要領で！

歯と歯周組織，歯石の付着状態を学んでわかったように，歯肉縁下でのストロークは大きく力強く行うものではありません．耳掃除をする要領で，小さくリズミカルに一瞬に力を加えます．

指先のストロークは指の腱鞘炎を招くためよくないと書かれたマニュアルも

POINT

オーバーインスツルメンテーションを予防するために

① 歯根の解剖学的形態を理解する
② X線写真，プロービング，エキスプローリングにより，歯根の形状，歯石の付着状態，歯肉の付着状態を把握する
③ 歯石の硬度を知る
④ 適切なスケーラーを選択し，スケーラーの形態を理解する
⑤ スケーラーの歯面への側方圧をコントロールする（パワーコントロール）
⑥ 動きをコントロールする（ストロークコントロール）
⑦ 患者さんの表情を読み取る

2章　デブライドメントを始める前に

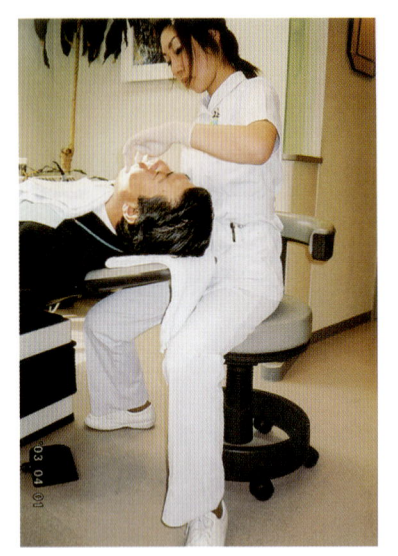

図6　安定した作業姿勢．
　　腰を低めにし，足は90°に開くとよい

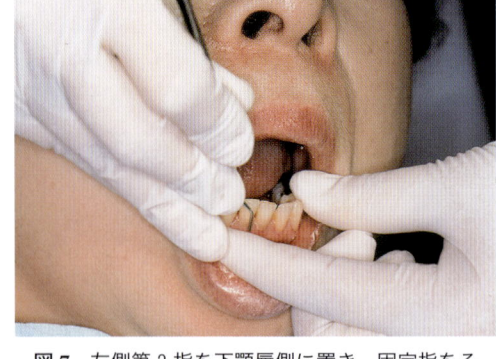

図7　左側第2指を下顎唇側に置き，固定指をその上に置く

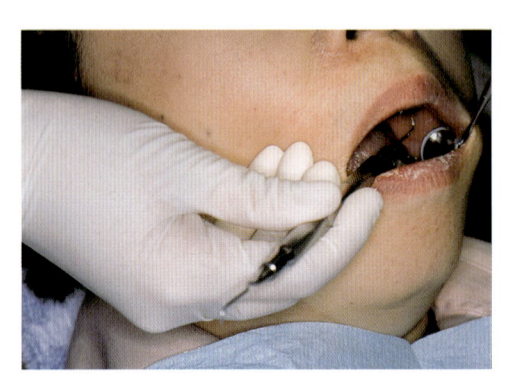

図8　スケーラーを長めに把持し，口腔外固定で頬の上に手の甲を固定

ありますが，力の加え方が正しければ，腱鞘炎を招くほど手に負担はかからないはずです．力を持続させたり，誤ったポジションや姿勢をとったりしなければ，腱鞘炎は生じません．

■術者のポジションと固定の置き方はケース・バイ・ケース

　安定した作業をするためには，安定した姿勢と適切なポジションが必要です．大切なのは，「つねに意識すること」．

　学生時代，「スケーリングをするときは膝頭をそろえてお行儀よく……」と習った方も多いと思います．しかし，安定した作業のためにはまず安定した姿勢で行うことが大切です．腰を低めに位置させ，足を90°に開くと安定します（図6）．

　固定は，作業部位のできるだけ近くに置いたほうが安定しますし，固定させるのは，指だけでなく手指全体や腕をも含みます．固定は，歯の表面だけではなく術者の指上や患者さんの頬，顎などにも求めます（図7，8）．

　さあ，デブライドメントテクニックに自信がつきましたか？　あとは，できるだけ多くの症例をていねいに手がけ，学ぶことです．同じ症例はありません．1回1回のチャンスを逃さないようにしてください．

3章

パワースケーラーの基礎知識

①パワースケーラーを使用する前に
②パワースケーラーを知る
③チップの種類と当て方
④タッチとストローク

　本章では，いま臨床で多用されているパワースケーラーについて，その考え方と臨床応用の方法を解説します．使用する前に，理解しておくべき基礎知識と練習方法をしっかりマスターしましょう．

3章　パワースケーラーの基礎知識

① パワースケーラーを使用する前に

▰▰▰▰ 歯周初期治療と歯石除去について

　筆者は，歯周初期治療を終了させるまでの期間として，約2カ月を目標に設定しています．歯周病発症の原因を歯周病菌の感染，いわゆるプラークバイオフィルム形成による炎症反応と過剰な免疫応答，さまざまな全身的，局所的リスクにあるものとして捉えるならば，まずは，「歯周病菌の数を減少させる」ことが重要です．

　歯石は，プラークが石灰化したものですが，電子顕微鏡で拡大して見ればその構造は隙間なく紙を重ねたようなものではなく，隙間だらけのとても複雑な構造であり，その隙間にプラークバイオフィルムが形成されます．そのプラークバイオフィルムから強力な為害性をもつリポ多糖（LPS；リポポリサッカライド，内毒素；エンドトキシン）が放出され，炎症を助長させます．つまり，歯石除去によってプラークバイオフィルムが形成されにくい環境に整えることが歯石除去の目的なのです．したがって，できるだけ早期に歯石除去がなされるべきだと考えます．

　過去には，患者さんがプラークコントロールテクニックを習得し，ホームケアが確立されてから歯石除去をすべきであるという考え方がありました．たしかに，歯肉縁上のプラークコントロールの必要性はいうまでもありませんが，ただプラークコントロールのアドバイスだけのために受診してもらっていたのでは，患者さんの通院意欲が低下するおそれがあります．また，「日常の習慣」になっている歯磨きの方法を変えることは，患者さんにとっても容易なことではありません．

　つまり，長い目で見て，来院時にワンポイントで生活習慣の改善などを含めた的確なアドバイスを続け，歯石除去の必要性を患者さんに理解していただいたうえで，さまざまなアドバイスをしながら早期に歯周初期治療をスタートさせることが必要でしょう．

①パワースケーラーを使用する前に

表　歯石除去時に苦痛や疼痛を感じる原因の一例

信頼関係	術者に対する不安
	過去の経験によるトラウマ
器具	刃幅の広いキュレットスケーラーの使用
	両刃のシックルスケーラーの使用
テクニック	力の入れすぎ
	大きなストローク
	不適切な刃部の当て方（先端が歯根面から離れるなど）
	過剰なストロークの繰り返し
知覚過敏	象牙質の露出，過剰な咬合力
	薄い付着歯肉

患者さんの不安をやわらげる言葉かけのテクニック

　患者さんのなかには，歯石除去を苦痛に感じる方も多いものです（**表**）．患者さんは，不安が大きいと苦痛も増すため，できるだけ苦痛をとりのぞくように対応しましょう．

　そのためには，まず最初にコンサルテーションをする必要があります．つまり，患者さんに歯周病の進行や治療の必要性，スケーリングなどの意味を理解していただくのです．その後，歯周初期治療としての歯石除去にはどのくらいの時間が必要か，どのような手段を選択するかをX線写真やプロービング値などを参考に決定します．

　そして毎回「いまから約10分間，超音波の機器を使用します」「いまから約15分間，手で器具を使って歯石を取ります」「今日は，全体の約60％の歯石が取れました」「あと30％くらい残っています．すこし複雑な形態の歯根のまわりに歯石が付着していますので，2回くらいに分けて除去しましょう」などと，そのときどきの状況を患者さんに知らせることが必要です．このような対応により，不安が取り除かれ，受診意欲も増します．

　また，歯石除去によって症状が改善していると実感することが，患者さんにとってもっともモチベーションがあがるのだということを忘れてはいけません．そのためにも，術者が自分の力量を的確に把握し，最善の処置を行うことが必要でしょう．

3章　パワースケーラーの基礎知識

歯石除去時の疼痛について

　ときとして歯石除去時の疼痛がトラウマとなり，患者さんから「必要なのはわかるけれど，二度と経験したくない」と訴えられることがあります．疼痛の経験によって歯科治療に恐怖を感じさせてしまうと，歯科恐怖症として影響が生涯に及ぶ可能性もあることから，疼痛に関する知識と対策を十分にもつことが重要です．

　そして，何よりも患者さんの感じた疼痛を敏感に感じとる配慮が必要です．「痛いときには，手を上げてください」と患者さんに言っている方も多いと思いますが，日本人には「痛みに耐える」ことを美徳とする国民性があります．したがって患者さんが我慢をしている可能性もあることを認識する必要があります．

　私は，「痛いときには，痛い顔をして教えてくださいね」と頼みます．手を上げるよりも顔の表情のほうがすぐに反応しますし，手が上がっていても術者が口腔内を注視していると，上がった手に気づかないケースもあるからです．

　特にパワースケーラーを使用する際には，注水の飛散を防ぐために患者さんの顔面にタオルをかけることがありますが，表情の変化がわからなくなるため，私は患者さんの首元にタオルを置き，すぐに対応できるようにしています．

　一方，患者さんが事前に疼痛を想像して，実際に感じる痛みをより増大させて感じることがあります．ここで重要なことは「信頼関係」です．術者が自信なく頼りなげな表情であれば，患者さんは不安からさらに疼痛を感じやすくなることも理解しておかなくてはなりません．

「デブライドメント」とは

　歯周治療の手段としての「デブライドメント」を直訳すれば，「歯肉縁下を清潔な状態にすること」になります．従来は，「スケーリング＝歯石を除去する」「ルートプレーニング＝歯根面を滑沢にする」「ディプラーキング＝ポケット内のプラーク除去を行う（ポケットイリゲーションを含む）」などとそれぞれを分けてとらえていました．

　しかし，これらは一連の作業であり，歯石を除去しながら歯根面を滑沢にし，ポケット内のプラークも同時に除去するため，切り離してとらえることはないのです．したがって，歯周初期治療としての歯周治療をはじめ，歯周外科治療や，初期治療後のメインテナンス時，いわゆるSPTのさまざまな場面で「デブ

ライドメント」を行います．

　ちなみに，歯科医療界で理解されているデブライドメントは，医学界（おもに外科）では「デブリードマン（debridment）」と表現され，細菌感染や血流障害などで壊死した部位を外科的に除去する，壊死組織の切除をさします．

ルートプレーニングと内毒素（エンドトキシン）

　過去（1970年代）にはエンドトキシンは，露出したセメント質の内部にまで浸透していると考えられ，そのために細菌で汚染されたであろうセメント質を完全に除去することが重要と考えられていました．そして，歯根面が滑沢になることで，感染したセメント質の除去を実感としてとらえていたのではないでしょうか．

　しかし研究が進み，現在ではエンドトキシンはセメント質の表層に軽く付着しているだけであり，セメント質の深くまで浸透していないことが明らかになりました．歯根面を滑沢にするのは，バイオフィルムが形成されにくい環境を作ることが目的であると解釈すれば，セメント質の重要性を理解し，除去するリスクを考慮して，どの程度まで滑沢にすればよいかを判断する必要があります．

　たとえば，セメント質の硬度は歯冠の近くでは20〜50μととても薄いため，簡単にセメント質が除去されてしまうことの危険性を考慮して「滑沢」のレベルは高度（ガラス状・ツルツル）でなくてもよいと判断できます．つまり，ルートプレーニングは歯根面の性状や歯周病の進行を熟知したうえで最小限の侵襲で原因物質を取り除くことを目的にするべきであり，「滑沢」であることを追求するものではないということです．

SPT（Supportive Periodontal Therapy）

　「歯周病はバイオフィルム感染症である」との概念から，「再形成されるバイオフィルムを繰り返し除去すること」が重要であると理解することができます．SPT（Supportive Periodontal Therapy または Supportive Periodontal Treatment）として，歯肉縁下を管理し清潔な環境を維持することで，歯周病の進行を抑制することができると考えられています．SPTは，積極的な歯周治療を終了した後に，再発予防を目的として行われるものです．

3章　パワースケーラーの基礎知識

② パワースケーラーを知る

■■■▥　さまざまなケースに対応できるのが利点

　超音波スケーラーやエアスケーラーなどの高周波・音波振動を利用した機器をパワースケーラー（パワードライブスケーラー）といいます．

　現在，筆者はデブライドメント施術の約80％に超音波スケーラーを用いています（Varios750／ナカニシを使用）．具体的には，強固に沈着した歯石の除去や，すでに歯根面の歯石は除去できている状態でポケット内のプラークなどを洗い流す「ポケットイリゲーション」に使用します．

　過去においては，超音波スケーラーは歯肉縁上の多量の歯石を短時間で除去するために有効な機器として使用されていました．そして，歯肉縁下ではハンドスケーラーのキュレットタイプを使用することが歯根面を傷つけない安全性の高い方法としての認識があったと思います．

　しかし，近年の超音波スケーラーには，機器の性能の向上やチップの開発・改良によって，歯肉縁下における歯根面への使用が可能なものなど，さまざまな場面で適用できるものがあります．つまり，多様なケースに対応できる機種を選択することによって，より施術できる範囲が広がるということです．

■■■▥　納得できる機種を選んで使いこなそう

　超音波スケーラーを臨床応用するうえで重要なことは，使用する機器を熟知し，正確に使用することです．超音波スケーラーは，微細な振動によって冷却液中に微小気泡を形成し，キャビテーション（泡立ち）などの効果によってバイオフィルムを破壊できることが明らかになっていますので，そういった効果を理解して積極的に使用したいものです．

　超音波スケーラーやエアスケーラーなどの高周波・音波振動を利用したパワースケーラーは，ユニットに付属されたものも多く，使用している機器が

②パワースケーラーを知る

| | 超音波スケーラー ||エアスケーラー |
	ピエゾタイプ	マグネットタイプ	
振動数	18,000〜50,000回/秒		2,000〜6,000回/秒
構造・特徴	●変換器がハンドピースに内蔵 ●チップだけの交換が可能	●金属，磁石が変換器として作用 ●チップと一体	●空気圧で振動 ●ハンドピースをタービン用コネクターに装着する
注意点	振動によって発熱するため，注水が必要		
製品例	●ピエゾンマスター（松風） ●Varios750（ナカニシ） ●エナック（長田電機工業） ●ソルフィー（モリタ） ●スプラソンP-MAX（白水貿易）	●キャビトロン（デンツプライ三金） ●オドントソン（ヨシダ）	●Ti-maxエアースケーラー（ナカニシ） ●ソニックフレックス（KaVo）
チップの動き（一例）	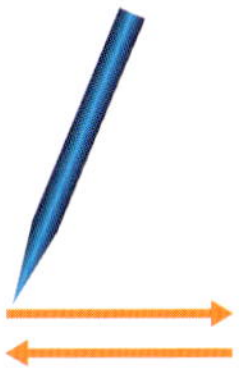 （直線的な動き）	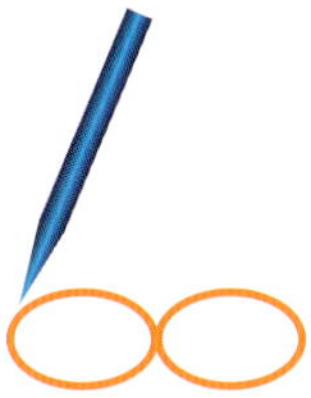 （8の字状の動き）	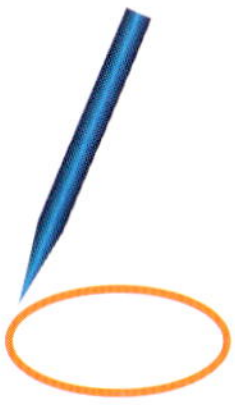 （楕円状の動き）

図1 超音波スケーラーとエアスケーラーの違い

「超音波」なのか「エア」なのかわからないという方も多くいらっしゃいます．けれども本来であれば，歯科衛生士は自分が使用する機器の性能を十分に理解し，納得できる選択をし，使いこなす能力が必要なのです．そうすることで，現在よりもはるかに効率的な施術が可能になるでしょう．

超音波スケーラーの種類

　超音波スケーラーにはピエゾタイプとマグネットタイプがあり，それぞれとエアスケーラーを比較すると**図1**のようになります．超音波スケーラーとエアスケーラーでは，振動数に大きな違いがあることが理解できるでしょう．

3章　パワースケーラーの基礎知識

■■■■■　振動とパワー

　超音波スケーラーとエアスケーラーでは，チップ先端の振動パターンに違いがあります．この振動パターンによって，チップを歯面に当てた際，歯面への振動の伝わり方が変わります．つまり，直線運動するピエゾタイプであれば，チップの背面，内面を歯面に当てたときには「叩くような」振動になります．私が使っている超音波スケーラーでは，G（ゼネラル）・E（エンド）・P（ペリオ）のモードの切り替えとパワー調整が 10 段階に設定できます（＊注＝E モードは，エンド治療のみでなくデブライドメントにも使用できる）．それぞれの振動数は同じですが，パワーの出力に違いがあり，さまざまな場面に対応することができます．

　術者は，選択したチップや歯石の付着状態，患者さんの痛みの感じ方などに応じて適切なパワーを選択・調整しながら使用します．

■■■■■　注水の目的は"冷却"

　また，超音波スケーラーとエアスケーラーは同じように注水されますが，超音波スケーラーでは，超音波振動による発熱を消散する目的で，チップ先端に向けてスプレー状に注水されます．もし冷却が十分でなければ，チップ周囲の歯面や歯周組織の生理的温度が上昇し，熱傷を生じてしまいます．したがって，超音波スケーラーを使用するときには十分な注水量が必要ですし，その注水によって歯石やプラーク（原因物質）の飛散を防ぎ，同時に洗い流すことができます．

　エアスケーラーも，超音波スケーラーほど高温にはなりませんが，やはり発熱します．超音波スケーラーと同様，冷却効果とともに原因物質の飛散防止，洗浄を目的として注水されます．

　重要なことは，チップと接触する歯面や歯周組織に十分な冷却効果を与えることです．チップにバキューム先端を近づけて注水をすぐに吸引してしまうと，操作部位に到達する冷却水の量を減少させてしまうため，注意が必要です．

3章　パワースケーラーの基礎知識

③ チップの種類と当て方

さまざまなチップ

　チップの形態は，目的や部位に合わせてさまざまな工夫がなされており，それぞれを使い分ける必要があります．たとえば私が臨床で使用している Varios（ナカニシ）も，用途に合わせて多様なチップがあります（**図1**）．皆さんも自分が使っているチップそれぞれの材質，特徴，用途を確認し，適切に使い分けましょう．

　製品によって仕様は異なりますが，材質のもつ特徴や使用時の注意点などは製品を問わず共通する部分も多いので，本原稿では，おもに Varios を例にチップについての理解を深めていきましょう．

種類	断面	材質・加工	特徴・用途
G-1		金属・鏡面加工	除去効果が高い 歯肉炎の使用に適している
G-6		金属・鏡面加工	除去効果が高い 歯肉炎上・縁下の使用に適している
P-2D, 3D		ダイヤモンド加工	鏡面加工よりも除去効果が高い 隣接面・根分岐部への使用に適している
P-20		金属・鏡面加工	G-1,6よりも安全性が高い 軟らかい歯石除去に適している
P-40		柔軟性の高い金属	先端双方向から注水が可能 柔軟性が高く，ポケットイリゲーションに適する
V10		プラスチック製	軟らかい歯石，プラークの除去に適している 補綴修復歯へのアプローチに適している

図1　チップ（Varios／ナカニシ）の材質，特徴，用途

3章　パワースケーラーの基礎知識

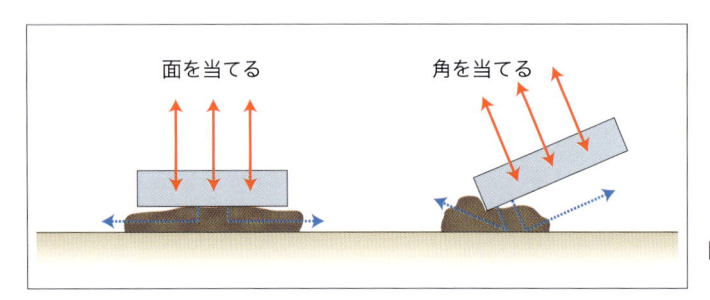

図2　チップの面と角を使用した場合の歯石除去効果の違い

■チップの断面

　まず，チップの断面に注目しましょう．特に断面が台形のチップ（G-1，G-6など）は，当てる角度によって歯石除去の効率が変わります．面の部分を当てると歯石が徐々に薄くなるように除去されていきます．角の部分を当てると歯石の破砕効果が高くなり，強固に沈着した古い歯石を，簡単に除去することができます（図2）．

■チップの材質・加工

　チップの材質・加工によってもその効果が異なります．通常は金属製で鏡面加工がなされていますが，ダイヤモンド加工がなされているもの（P-2D，3Dなど）は，鏡面加工よりもはるかに除去効果が大きくなります．

　また，プラスチック製のチップ（V10）は，もっとも歯質・補綴修復物を傷つけにくい材質といえます．柔軟性の高い金属で作られているもの（P-40）は，しなり効果が大きく，ポケット内のイリゲーションの際に歯質やポケット内の組織を傷つけないよう配慮されています．

チップのどこを当てるかでパワーが大きく変わる

　次に，チップのどこを歯面に当てるかを考えてみましょう．超音波スケーラーの場合，チップの部分によってパワーが違います（図3）．

■先端に注目

　もっともパワーが強いのはチップの先端です．したがって破壊力が強く，強固な歯石も容易に除去できます．しかし，それは同時にダメージを与えやすいことも意味しています．効果的にかつダメージを与えずにアプローチするには，チップを歯面に対して15度以下の角度で当てることが大切です（図4）．

③チップの種類と当て方

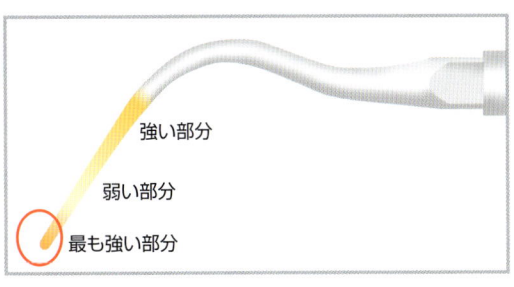

図3 チップのパワーはチップの部位によって異なる

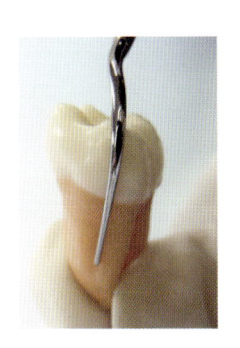

図4 チップと歯面の角度は15度以下になるようにする

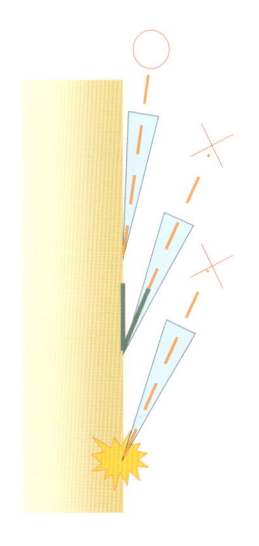

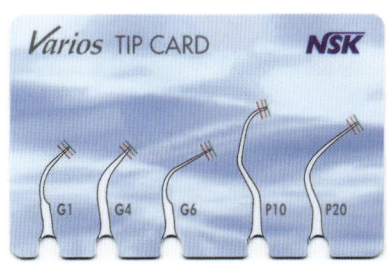

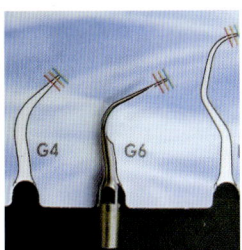

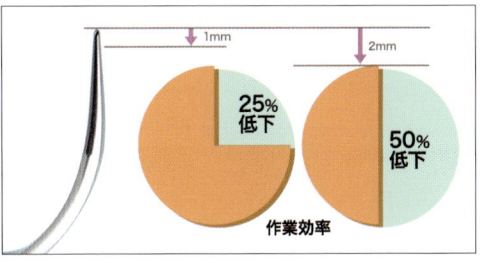

図5 チップの消耗度を確認するためのカード（左，中央）．緑のラインが適正な長さを示し，黄色，赤色のラインはそれぞれ1 mm，2 mmの消耗を示している

チップの消耗

　　超音波スケーラーの動きはチップ全体が振動するのではなく，節となる部分を起点に振動しており，チップの種類によってその起点が異なります．先端がもっとも振幅が大きいためパワーが最大になるのですが，消耗によってチップが短くなると振幅が小さくなるためパワーが小さくなり除去効果が低下します．

　　ナカニシによると，チップの1 mmの消耗によって25%，2 mmでは50%効率が下がるとの報告もあります．そのため，製品に付属されているチップカード（図5）などを用いて消耗度を確認しておく必要があります．

　　これらの知識を参考に，歯石の量や付着状態，ポケットの深さや歯周組織の性状，歯質や修復物材料を十分に理解し，目的に適した形態・性状のチップを選びましょう．

3章　パワースケーラーの基礎知識

④ タッチとストローク

フェザータッチ

　超音波スケーラーのストロークは,「フェザータッチで小さくストロークさせる」「歯軸に垂直に動かす」と表現されることが多いのですが,実際に臨床で経験してみないと理解できないものだと思います.

　フェザータッチとは「羽が触れる」感じですから,術者の力は全く必要ないといえるでしょう.ハンドスケーリングでは,力を要求されることも多いため,同じ歯石に触れたときに力加減を調整するのが難しく感じられるのも無理のないことかもしれません.

　p.110 でご紹介するトレーニング法などでフェザータッチの感覚を実感として味わっていただくことが,正確な施術を学ぶために必要であると考えます.

　チップの方向は**図1**のように,頬側や舌側では先端を根尖方向に向けて歯根面に平行に挿入します.ストロークは,歯軸方向に垂直に蛇行させるように繰り返すのが理想的です.

　コンタクト周辺の隣接面では,コンタクトエリアとコル（歯間乳頭部の頬舌的なへこみ）を意識して歯根面に垂直に向けます.チップ先端を歯軸とクロスさせるように挿入し,小さな円を描くように動かします（**図 2-1, 2**）.また,ダイヤモンド加工されたチップ（Varios の場合は P-2D, 3D）を用いて臼歯部などの隣接面を歯軸方向に引き上げるようにストロークすると,細部の歯石も除去できます（**図 3-1, 2**）.また,臼歯隣接部にコルが存在する場合は,歯周組織を傷つけないよう配慮しながら慎重にストロークを行います.

根分岐部

　根分岐部は,歯根の開き方がかなり狭い場合や,コーンケーブのような凹み

④タッチとストローク

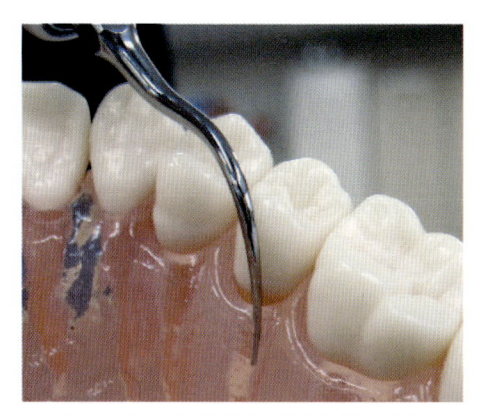

図1　チップは歯根面に平行に挿入する

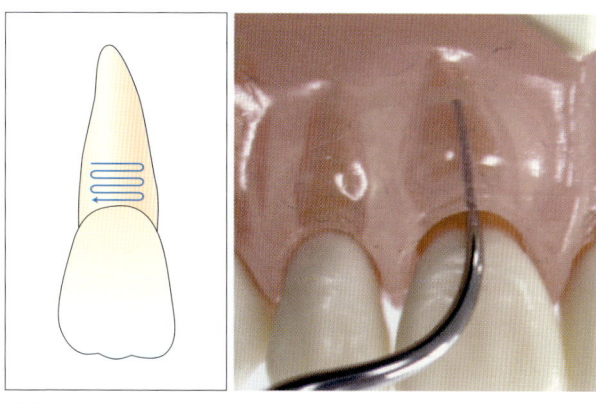

図2-1, 2　sweeping stroke. 歯軸に対して垂直にストロークする

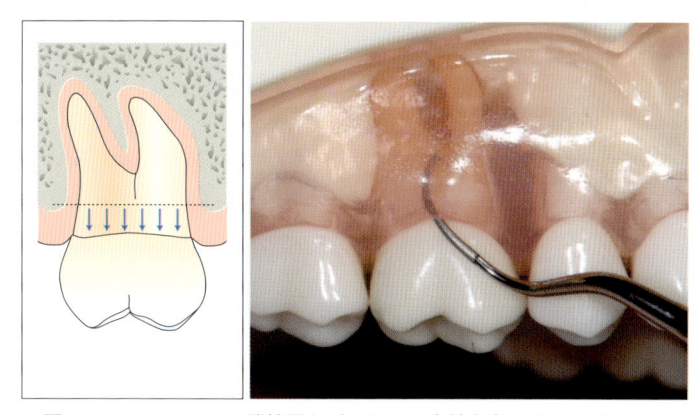

図3-1, 2　pull stroke. 隣接面などにおいて歯軸方向に引き上げるようにストロークする．根形態が複雑な部位には，根分岐部用のチップ（Varios では P-2D など）を使用するとよい

がある場合，エナメルプロジェクションやバイファーケーションリッジ（根分岐部に水かきのような形態がある）などの頻度の高い形態異常やエナメル真珠などの突起が存在する場合があります．そのような場合，ハンドスケーラーでのアクセスは困難で，ストロークが不可能な場合が非常に多く，難易度が高くなります．

　根分岐部用の小さなハンドスケーラーも開発されていますが，臨床上はハンドスケーラーの刃幅のほうが根分岐部の幅より大きいことが多く，誤ると傷をつけるばかりか強い疼痛を与えてしまいます．このような複雑な形態への対応は，超音波スケーラーの細くカーブのついたチップを用います．根分岐部用にデザインされたチップを使用するとよいでしょう．チップ先端を根分岐部に挿入し，歯面に沿わせて操作します．

3章　パワースケーラーの基礎知識

超音波スケーラーの練習方法

空き缶を使って適切なチップの角度を学ぶ

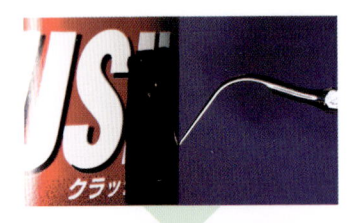

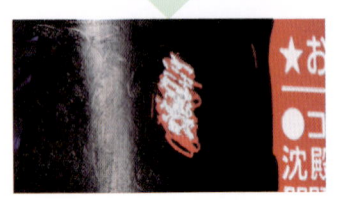

図 4-1, 2　空き缶にマジックを塗り，缶表面にチップを当てる．このように缶表面とチップのなす角度が大きいと，マジックのみならず塗装も落ちてしまう

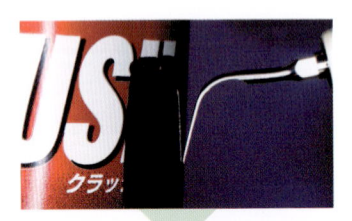

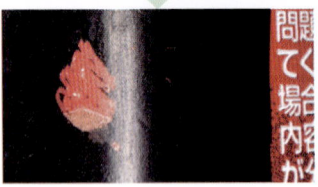

図 5-1, 2　適切な角度（Varios の場合は 15 度以下）で当てると，マジックのみが取れる．このような練習を重ねることで，理想的な角度を学ぶことができる

うずらの卵を用いたフェザータッチの練習

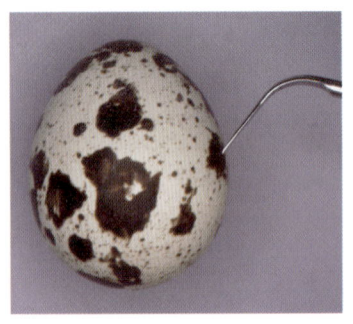

図 6-1　軽いタッチでうずらの卵の表面を傷つけないように注意しながら慎重にチップを当てる

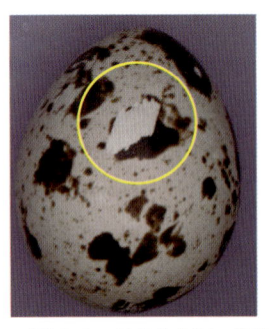

図 6-2　このように，表面の模様のみを取るように当てる

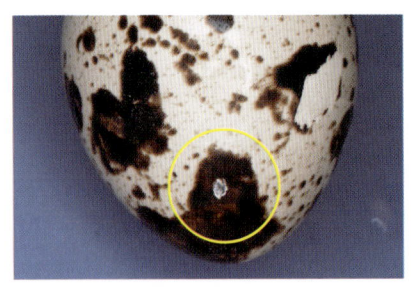

図 6-3　失敗例．角度が適切でなかったり力が強すぎたりすると，簡単に穴が空いてしまう

4章

2本のスケーラーで学ぶハンド・デブライドメントテクニック

① 基本の考え方
② ストロークテクニックを高める練習方法
③ ポジショニングとレスト
④ デブライドメントテクニック—上顎編—
⑤ デブライドメントテクニック—下顎編—

　歯科衛生士として30年あまり臨床に携わり，また，セミナーでの講師などを務めるなかで，最近ようやく，"誰にでも""短時間で"マスターできるテクニックの伝授方法が見えてきたような気がします．本章では，その秘訣をご紹介したいと思います．

　ここでは，グレーシーキュレットの#11/12，#13/14の2本を中心としたインスツルメンテーションを紹介しています．スケーラーは多種あるので，#1～#10までの5本のグレーシーキュレットはシャンクに1カ所の屈曲，#11～#13の2本は屈曲が2カ所というところまではわかっても，何本ものスケーラーを前にして，どのスケーラーをどう使ったらよいのか戸惑った方も多いと思います．

　しかし，テクニックは「シンプル・イズ・ベスト」．あれこれ器具を使い分けようとして混乱する前に，まず2本のキュレットで的確な技術をマスターしてみてほしいと思います．

4章　2本のスケーラーで学ぶ　ハンド・デブライドメントテクニック

① 基本の考え方

　本章では，デブライドメントテクニックの実際について詳しく解説していきますが，テクニックを学ぶ前に，なぜ「2本」のスケーラーを中心としたインスツルメンテーションを提唱しているのか，その理由や考え方を紹介します．

＃11/12，＃13/14の2本のスケーラーでデブライドメントを行う理由

　まず理解していただきたいことは，**けっして2本のスケーラーだけしか使用しないということではありません**．ただ，この2本の使用頻度は高く，この2本で全顎のデブライドメントが可能なケースが多いと考えています．筆者は多くの場合，この2本のグレーシーキュレットにシックルスケーラー1本を組み合わせて使用しています（**図1**）．

　スケーラーの種類が数多くあるよりも，使用頻度の高いもので刃幅がいろいろあるほうが適切な選択ができると考えています．グレーシーキュレットは未使用のもので0.8〜1.2 mmの刃幅があります．シャープニングを繰り返し，刃幅がさまざまに細くなったものを，歯周組織や歯の形態，性状などを考慮して選択するとよいでしょう．グレーシーキュレット＃11/12，＃13/14は，3シャンクからなるために使用が難しいと思われがちですが（**図2**），私は，まず＃11/12，＃13/14を使いこなせるようになることが重要だと考えています．

インスツルメントの角度

■第一シャンクを「歯面と平行」に

　カッティングエッジと歯面との理想的な作業角度は約70°であり，「第一シャンク」が「デブライドメントしようとする歯面」と平行になると理想的な角度を得られることは先述したとおりです．多くのスケーリング・テクニックのマニュアルでも，「第一シャンクと歯軸が平行になるように使用する」と書かれています．

①基本の考え方

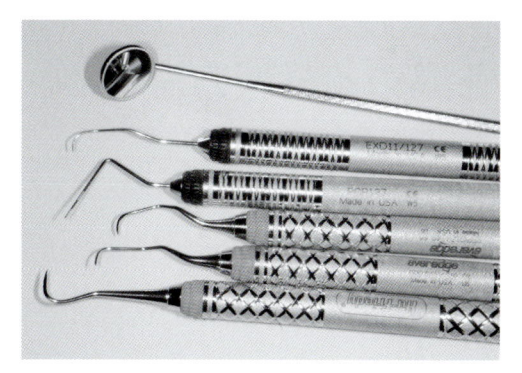

図1 筆者が臨床で使用している器具

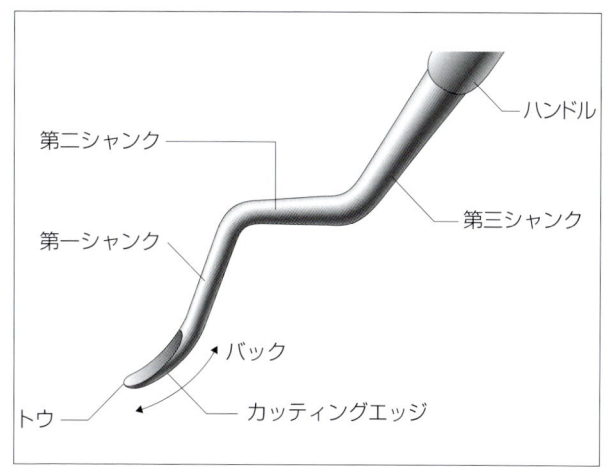

図2 グレーシーキュレットの＃11/12，＃13/14 は 3 つのシャンクからなる

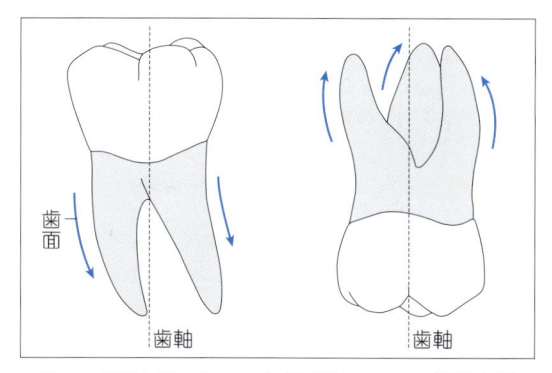

図3 歯軸と第一シャンクを平行にしても，歯面と平行になるとはかぎらない

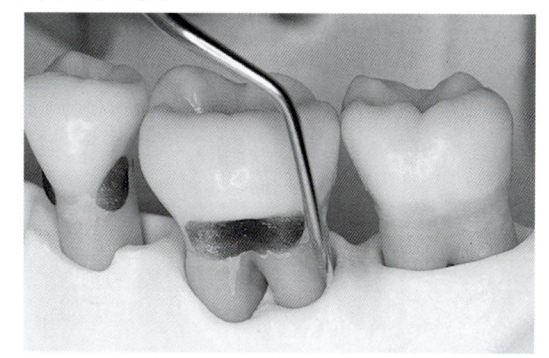

図4 ＃13/14 を使用．第一シャンクと歯面とが平行になっている

　しかし，"歯面"と"歯軸"は平行であるとはかぎらないため，第一シャンクを歯軸と平行にしても，理想的な角度で歯面にカッティングエッジを当てられない部位があることがわかります（**図3**）．そのため，可能なかぎり第一シャンクが"歯面"と平行になるように操作しなくてはなりません．このことは，デブライドメントテクニックをマスターするうえでとても重要なことですが，難しくはありません．第一シャンクと歯面の平行性を見れば，歯面に理想的な角度でカッティングエッジが当たっているかどうかがわかるのですから（**図4**）．

　グレーシーキュレット＃11/12，＃13/14 は，複雑な形態をしているために使いこなすのが難しいと思われがちですが，カッティングエッジと第一シャンクの関係は，＃1〜＃14 まですべて同じです．ですから，どの番号のグレーシーキュレットを用いても，第一シャンクと歯面との平行性に注目すれば，理想的な作業角度を保つことができます．

4章　2本のスケーラーで学ぶ　ハンド・デブライドメントテクニック

② ストロークテクニックを高める練習方法

　前項では，2本のスケーラーを中心として使用する理由やカッティングエッジが理想的な角度で歯面に当たることの重要性をお伝えしました．ここでは，ストロークテクニックとそのトレーニング方法についてご紹介します．

グリップテクニック

　グリップテクニックでもっとも大切なことは，安定した持ち方を身につけることです．

　私たち歯科衛生士は，非明視下で複雑な形態の根面に刃物を使用するわけですから，安定したストロークは絶対条件です．安定したストロークを行うためには，まず，把持を安定させる必要があります．

　ここでは3パターンをご紹介しますが（**図1-1〜3**），私たちはそれぞれ容姿が異なるように，手の大きさや指の長さ，太さが異なります．したがって，誰もが同じグリップで安定するとはかぎりません．

　また，患者さんの口腔内の条件も異なります．炎症のレベルや歯石の付着状態はもちろんのこと，開口度や器具を使用することへの感受性なども同じではありません．大切なのは，ストロークを安定させるために，しっかりした把持をすることです．術者の判断と工夫が必要ですが，多くの場合はペングリップ（執筆法）をアレンジしたこれらの3パターンで対応するとよいと思います．

ストロークテクニック

　次にストロークテクニックです．歯肉縁上におけるストロークテクニックを歯肉縁下へそのまま用いることは，絶対に避けるべきです．歯肉縁下は，縁上とは全く違った条件のもとにあることをつねに意識しなくてはいけません．

　歯肉縁下では，カッティングエッジを歯根表面に沿わせて，すこしずつすこ

②ストロークテクニックを高める練習方法

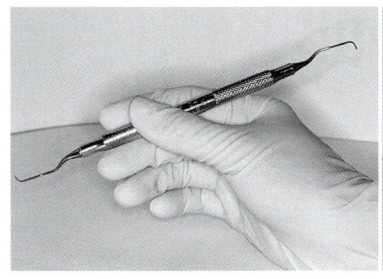

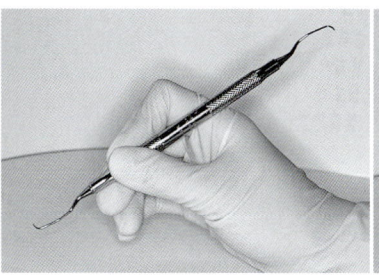

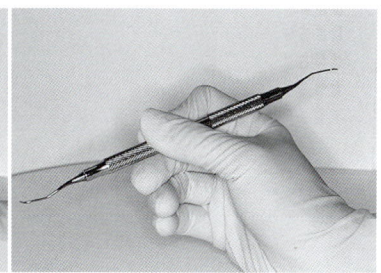

図 1-1〜3　さまざまなペングリップ

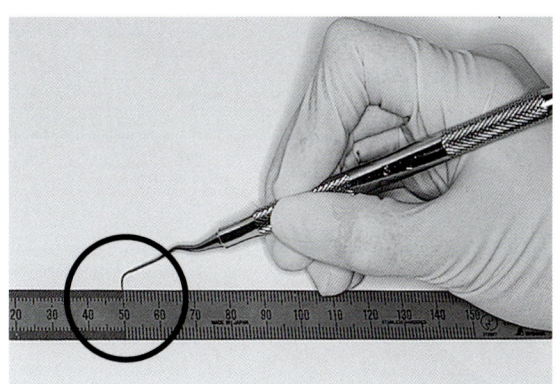

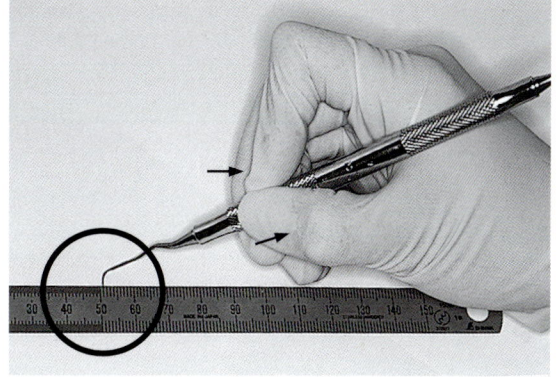

図 2-1, 2　グリップを強めただけでも 1〜2 mm の動きがある

しずつ動かします．この動きは，「スケーラーのグリップを強めたときにスケーラーの先端がすこし移動する程度の動き」です．

定規にスケーラーの先端を置き，グリップを強めてみてください（**図 2-1, 2**）．そのとき変化する 0.8〜1.2 mm ほどの動きで十分です．

■トレーニング 1：歯ブラシを用いる

歯ブラシのハンドル表面にカッティングエッジを当て，グリップを強弱させてプラスチックが削れる様子を体験しましょう（**図 3**）．

デブライドメントで難しいのは，歯根表面の形状にスケーラーを沿わせることです．プロービングやエキスプローリングにおいても同じことですが，棒状の手用器具をカーブした面に沿わせるには，グリップした親指の動きが重要です．親指でスケーラーをわずかに回すようにすると，器具が親指の内側に接する「接点」が，わずかに移動します．そのわずかな動きによって，カーブにスケーラーを沿わせることができます（親指の動きの訓練方法については 2 章⑤を参照のこと）．

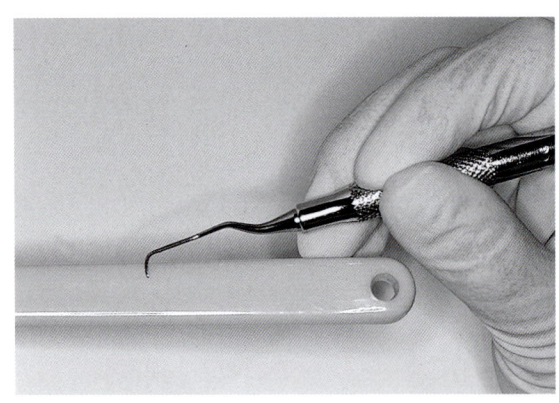

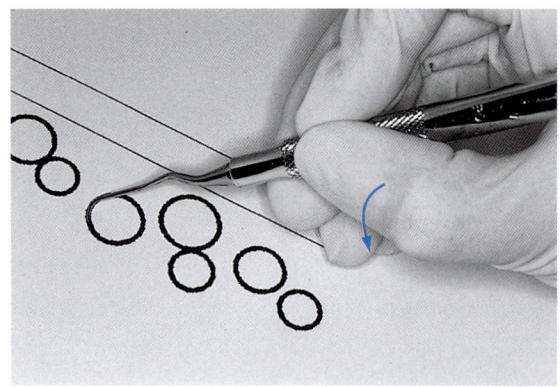

4章　2本のスケーラーで学ぶ　ハンド・デブライドメントテクニック

図3　歯ブラシでトレーニング．グリップの強弱で歯ブラシのプラスチックがわずかに削れる感覚を体験する

図4　円をなぞるトレーニング．親指でスケーラーをわずかに回転させるようにしてなぞる

■トレーニング2：円をなぞる（図4）

　紙に直径5〜10 mmの不規則な円形を描き，その線上をスケーラーでなぞってみましょう（詳細は2章⑤参照のこと）．

　このトレーニングを繰り返し，ストロークテクニックを習得するには，強い精神力が必要かもしれません．しかし，紙の上でできなければ，口腔内でも的確な操作はできません．ここでの頑張りが必ず実を結びます．

■■■■ パワーコントロール

　次にパワーです．SRPを，「腕力に任せた，肩がこるほどのパワーと性根が必要な作業である」と認識していた方は，すぐにあらためてください．たしかに強固に沈着した歯石を除去するには強いパワーが必要です．しかし，ストローク中ずっと強いパワーを入れるべきではありません．

　強固な歯石の存在を確認したら，肩と腕に力を入れ手首を固定し，指のひねりを利用して一瞬パワーを加えます．しかし，この強さは持続させません．なぜなら，オーバーインスツルメンテーションになる危険性があるからです．歯石が取れた手ごたえを感じたら，力を弱めます．パワーをリズミカルに強弱させることができれば，疲労感はずいぶん軽減されます．軟かい歯石や薄く沈着した歯石は，指先のストロークで十分対応可能でしょう．

②ストロークテクニックを高める練習方法

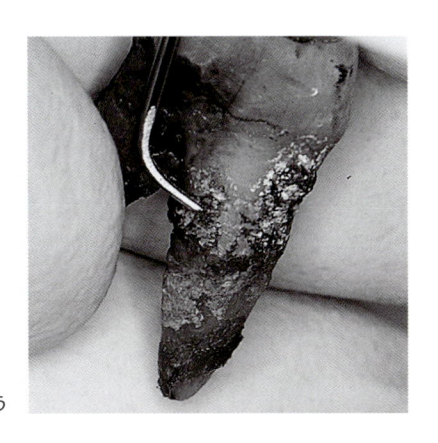

図5 抜去歯でパワーコントロールのトレーニングを行う

■トレーニング3：抜去歯を用いる（図5）
　パワーの強弱を「このくらい」と表現するのはとても難しいものです．ご自身で，歯石の沈着した抜去歯を用いてパワーコントロールのトレーニングをしてみてください．ただし，乾燥した歯は適当ではありません．水などに浸したものを使ってください．

デブライドメントの要領

　先述したように，これらのストロークテクニックを，私は"耳掃除の要領で"と表現しています．あるとき，患者さんから，「耳掃除してもらっているみたいで気持ちがいい！」と言われたことがこの表現につながりました．皆さんも意識してみてください．
　また，隣接面コンタクトの根尖寄りでは，コンタクトによってスケーラーの動きが制限されます．コンタクトにぶつかるようにストロークをさせると「歯が抜けるような怖さ」を感じさせてしまいます．ここでは親指をひねるように，ちょうどガマ口の蓋を開けるような要領でストロークします．

4章　2本のスケーラーで学ぶ　ハンド・デブライドメントテクニック

③ ポジショニングとレスト

デブライドメントで大切な3つの要素

デブライドメントを行ううえで大切なことが3つあります．それは，
① 歯石やその他の沈着物が除去できること
② 歯根表面やその他の歯周組織を傷つけないこと
③ 術者の疲労が小さいこと
です．これらの要素を満たすためには，それぞれ下記のことが必要となります．
① 沈着物を確認したうえで，カッティングエッジを正確な角度で歯面に当て，適度なタッチで適切にストロークを行う
② ポケット内へのキュレット挿入を慎重に行い，歯肉縁下の構造をイメージしながら，カッティングエッジを歯根表面に沿わせて適度なストロークを行う
③ 身体に負担にならない姿勢とポジショニングをとり，最小限の動きで最大の効果を得る

デブライドメントは，この3つの要素を念頭において進めます．
前項で，カッティングエッジの正確な角度とストロークテクニックについて述べましたので，本項では「ポジショニングとレスト（固定）の求め方」を中心に述べたいと思います．

ポジショニング

多くのテクニックマニュアルには，作業する部位によって術者のポジションを決めるよう書いてあります．そのため，「この部位にはこの位置」と具体的な示唆がなされていますが，それはあくまでも"参考"にすべきものと私は考えています．術者や患者さんの体型や事情はすべて異なるのですから，テクニックマニュアルにあるとおりのポジションがすべての人に適するとは限らないか

③ポジショニングとレスト

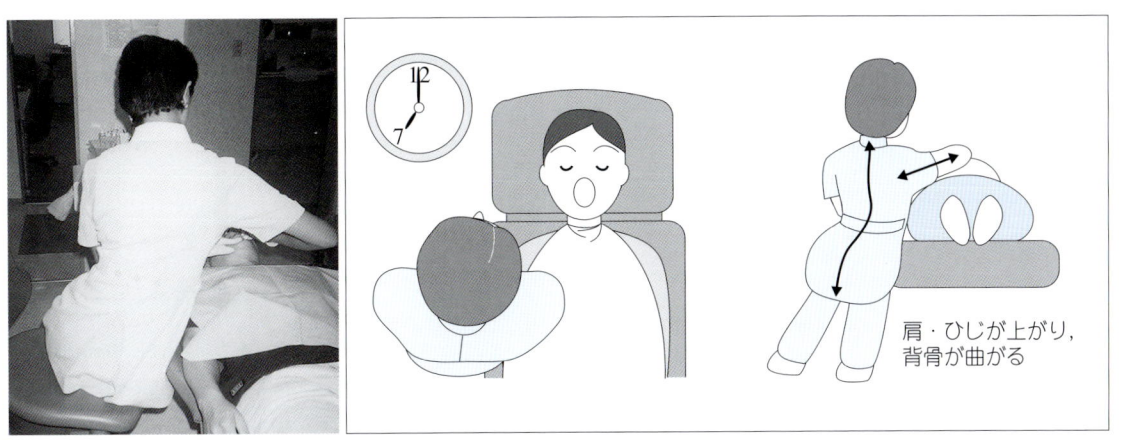

図1-1, 2　フロントポジション（7時）は術者の姿勢が不安定になりやすい

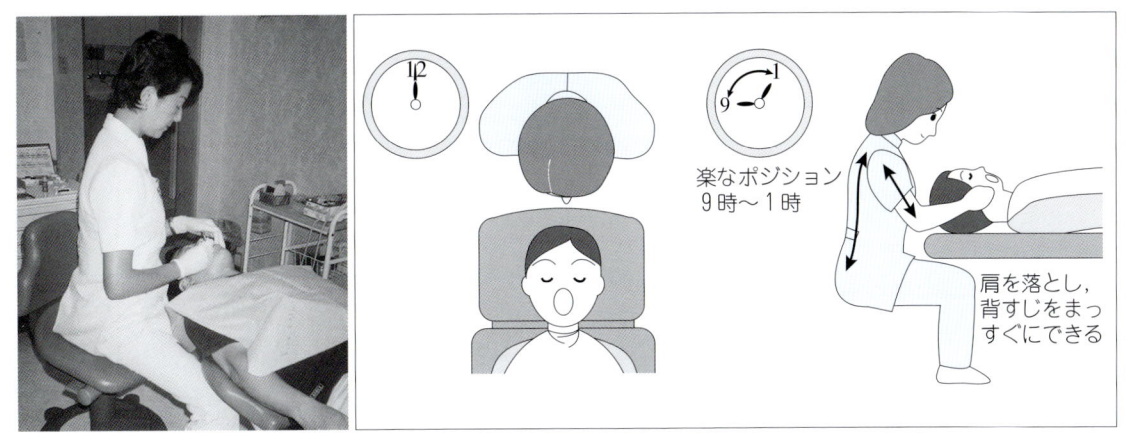

図2-1, 2　9時から1時の位置で作業できるよう工夫している

らです．

　ポジショニングは，「作業の効果を最大に引き出すための，その場面ごとに応じたもっとも安定した術者の位置」と考えるべきでしょう．つまり，そのときどきに術者が選択することになります．

　この観点から考えると，フロントポジション（7時の位置）は，術者の姿勢が不安定で，身体への負担が大きく，必要最小限にとどめたいものです（**図1-1, 2**）．そして，患者さんの体型によっては，どうしても術者の肩や肘を上にあげなくてはならず，腰痛や肩こりの原因になります．

　このような理由から，私は9時〜1時の位置で作業が行えるように工夫し，7時の位置での作業は，どうしても必要なときだけにしています（**図2-1, 2**）.

4章　2本のスケーラーで学ぶ　ハンド・デブライドメントテクニック

フロントポジションでは……

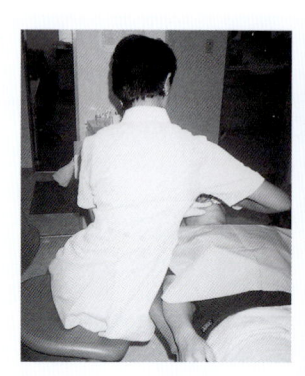

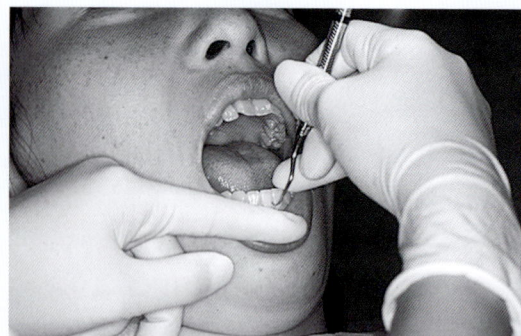

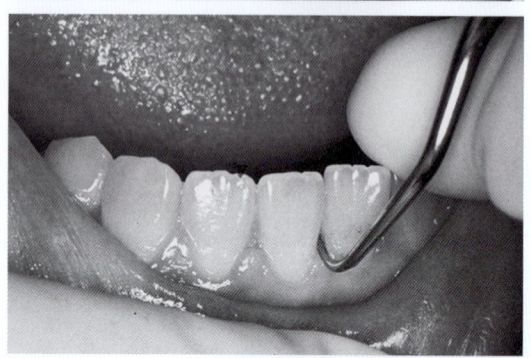

図3-1〜3　姿勢が不安定になり手首にも負担がかかる

バックポジションに移動

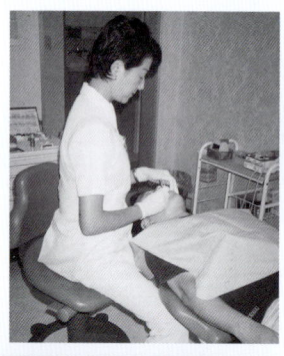

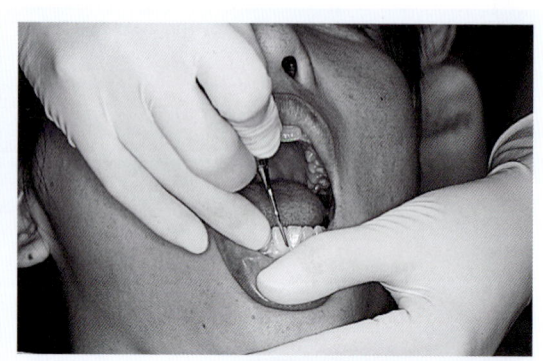

図4-1, 2　バックポジション

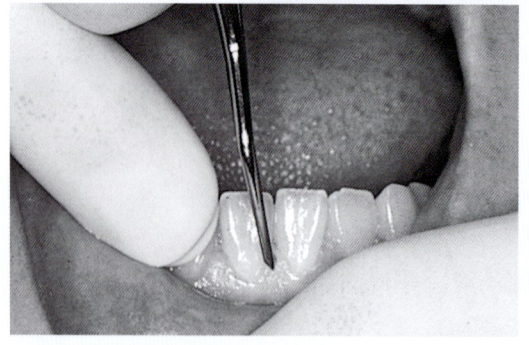

図4-3　姿勢が安定しやすいポジションだが，#5/6のままでは角度が不的確．ポジションを変えたら器具も選択しなおす

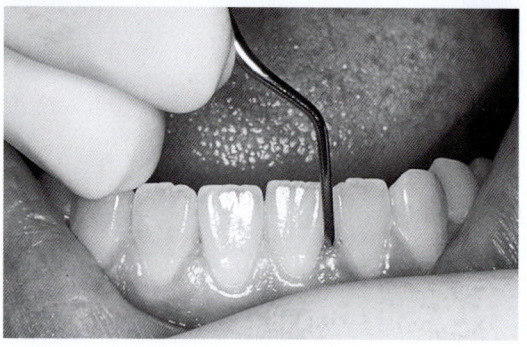

図4-4　#11/12，#13/14を用いれば，歯面と第一シャンクが平行にできる．この場合は#13/14が的確である

③ポジショニングとレスト

ポジションと器具の選択

　ここで注意しなくてはならないのが，ポジションを変えることにより器具も選択しなおさなくてはならないことです．しかし，難しく考える必要はありません．なぜなら，器具の選択基準は，「歯面に対して正確なカッティングエッジの角度が得られること」，つまり「第一シャンクが歯面と平行になるように」器具を選択すればよいからです．

　たとえば，多くのテクニックマニュアルには，下顎の前歯部は#5/6のグレーシースケーラーをフロントポジションで使うように書かれています．しかしフロントポジションは身体に負担がかかりますから（**図 3-1〜3**），安定した楽な姿勢を保つことのできるバックポジション（11時〜1時）に移動してみましょう（**図 4-1, 2**）．

　そうすると，#5/6では，第一シャンクを歯面と平行にしにくいことに気づくと思います（**図 4-3**）．

　では，どの器具を用いればよいのでしょう？　#11/12，#13/14を用いれば，的確な角度を得ることができ，スムーズに作業を行えます（**図 4-4**）．

　第一シャンクと歯面の関係に注意すれば，器具の選択は容易です．安定するポジションを確保したら，このようにして器具を選択します．

レストの求め方

　次にレストです．冒頭の3つの要素を満たすためにも，安定したレストは必須です．しかし，これもポジショニング同様，術者の手指の条件や患者さんの口腔の事情によって全く異なりますので，画一的なマニュアルはありません．やはり，そのつど探し求めなくてはなりません．

　繰り返しになりますが，大切なのは，「歯面と第一シャンクが平行」で，「確実なストローク」ができることです．これを念頭に，的確なレストを求めましょう．

4章　2本のスケーラーで学ぶ　ハンド・デブライドメントテクニック

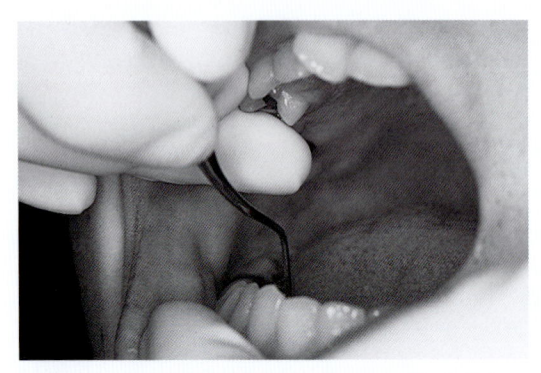

図5-1　対合歯の咬合面に求めたフィンガーレスト

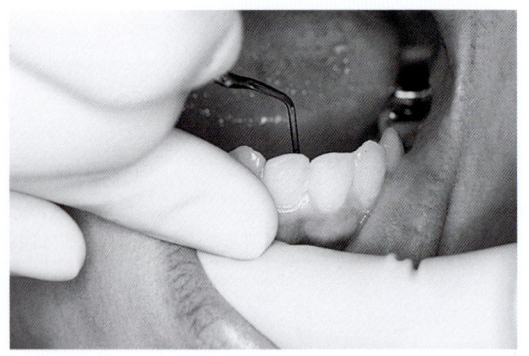

図5-2　術者の左手指に求めたフィンガーレスト

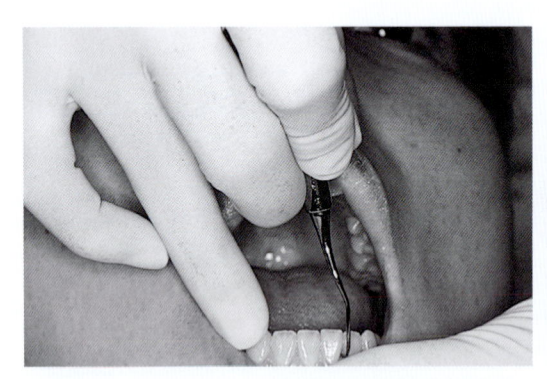

図5-3　第4指と第3指が離れると不安定になる

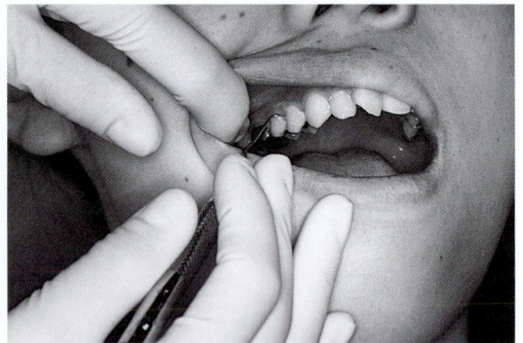

図6-1　筆者のレストへの工夫．手の平を下に向け，口腔外にレストを求める

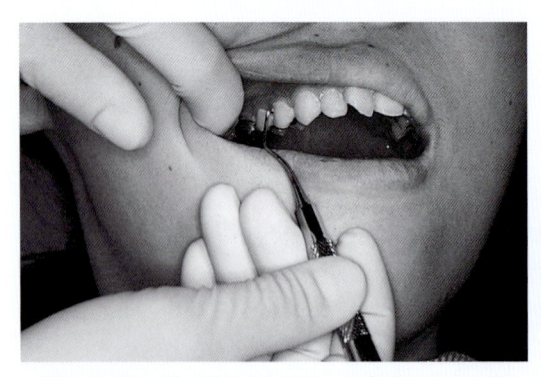

図6-2　同，手の平を上に向け，口腔外にレストを求める

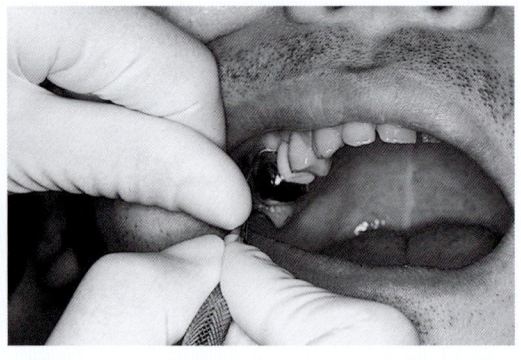

図6-3　同，左親指をスケーラーのシャンク上に置き安定させる

③ポジショニングとレスト

たとえば第4指（薬指）にフィンガーレストを求める場合は，前述の条件が満たされるところに第4指を置きます．その場所は，作業部位の近くの歯面や対合歯の咬合面，あるいは，術者の左手指（左利きの場合は右手指）などさまざまです（**図5-1，2**）．また，第4指と第3指（中指）が離れないことも，安定を図るうえで大切です（**図5-3**）．

私は手が大きく，ハンドレストを求めることが多いので，口腔外の頬や下顎に手指の内面や手の甲を置き固定します（**図6-1，2**）．その際には，スケーラーの把持が長くなるので不安定になりがちです．肩や腕をしっかり固定させ，さらに安定させるためには左手指を添えるとよいと思います（**図6-3**）．

POINT

インスツルメンテーションテクニックの基本

☐ カッティングエッジと歯面が70°（すなわち第一シャンクと歯面が平行）になるようにする

☐ グリップは，器具操作が安定するような持ち方をする

☐ ストロークは，耳掃除の要領ですこしずつやさしく動かし，根面のカーブに沿わせるようにする

☐ パワーはこまめにコントロールする（必要ないところで力を入れすぎない）

☐ ポジショニングは，作業の効果が最大限に引き出せて，術者の疲労も少ない安定した位置を，状況に応じて確保する（"この部位にはこの位置"と決めすぎない）

☐ 器具の選択は，最適なポジションを確保したうえで，第一シャンクと歯面が平行になる器具を選ぶ

☐ レストは，適切なポジションと器具を選択したうえで，確実なストロークができる位置に求める（ポジショニング同様，臨機応変に対応する）

4章 2本のスケーラーで学ぶ ハンド・デブライドメントテクニック

④ デブライドメントテクニック―上顎編―

■■■■ インスツルメンテーションの基本

　ここでは，スケーラーの各部位への適応のさせ方をまとめます．まずテクニックのポイントを確認しましょう．

　「ポジショニング」と「レスト」は一様ではなく，歯面へのカッティングエッジの正確な角度設定と確実なストロークを念頭に，術者がそのときどきに求めます．「カッティングエッジの角度」は，第一シャンクが歯面と平行になると正確な作業角度になり，「ストローク」は連続して力を入れすぎない小さな動きで，"耳掃除の要領"，隣接面コンタクトの下では，"がま口の蓋を開ける要領"で行います．「器具の選択」は，正確な作業角度が得られるものをおもに＃11/12，＃13/14の2本のスケーラーから選びます．

　また，術者が視野を確保して正確に作業を行い，疲労を最小限にするには，患者さんの顔の向きを工夫することが大切です．これも各場面に応じて求めてください．

　これらの基本が押さえられれば，どの部位への応用も容易です．

　また，スケーラーを挿入させるときは，周辺組織を傷つけないよう注意しましょう．挿入時はスケーラーが0°に近づくよう傾けます（**図 1-1**）．挿入後はスケーラーを起こして，歯面とカッティングエッジが70°になるよう設定します（**図 1-2**）．

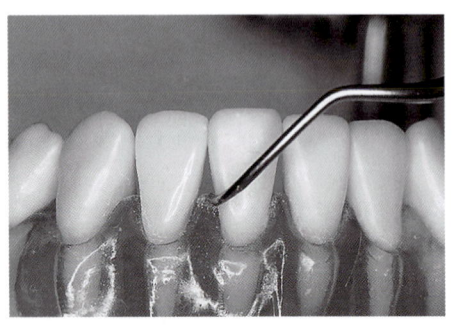

図 1-1 スケーラーを傾け0°に近づけて挿入

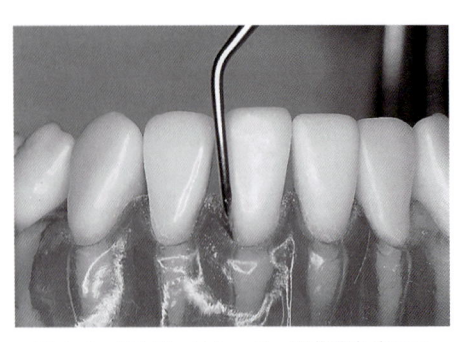

図 1-2 挿入後，スケーラーを作業角度まで起こす（第一シャンクが歯面と平行）

④デブライドメントテクニック—上顎編—

上顎での適応例

　各部位への適応例として，本項では，7⏋，1⏋，⏌6 をとりあげたいと思います．いずれの部位でも作業したい根面と第一シャンクが平行になっていることがポイントです（**図2，3**）．そして参考までに，上記の基本を満たしやすいと思われる「ポジショニング」「使用したスケーラー」「患者さんの顔の向き」も示しました．

　これらは術者や患者さんによって変わるものですから，あくまでも"参考"にしてください（**図4〜6**）．

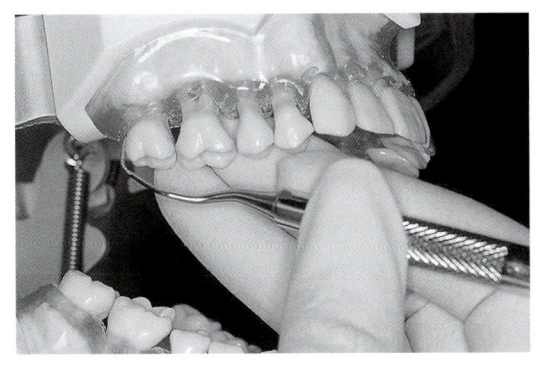

図2　9時のポジショニングでのレストとハンド

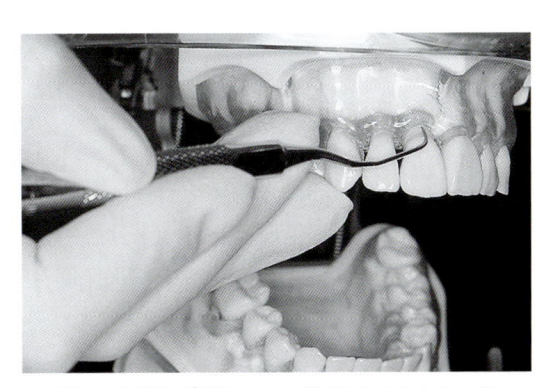

図3　12時のポジショニングでのレストとハンド

4章　2本のスケーラーで学ぶ　ハンド・デブライドメントテクニック

■ 7┃ への適応例（図は，左から「スケーラーの当て方」「患者さんの顔の角度」「術者の位置」）

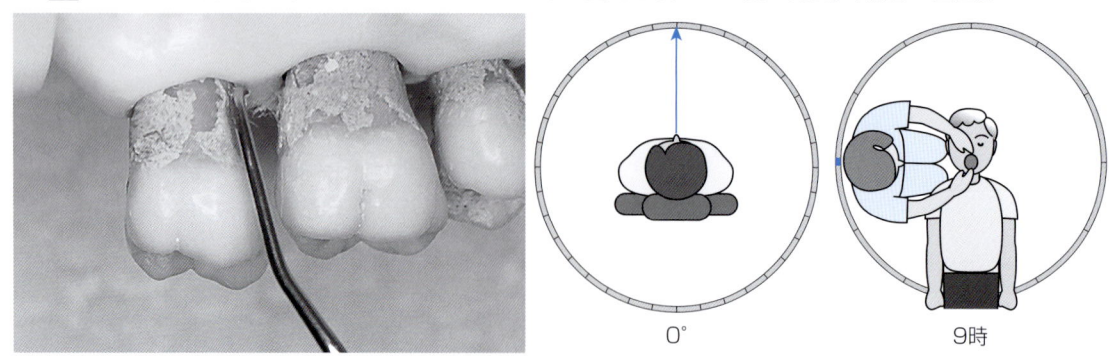

0°　　9時

図4-1　頬側近心．#12を使用

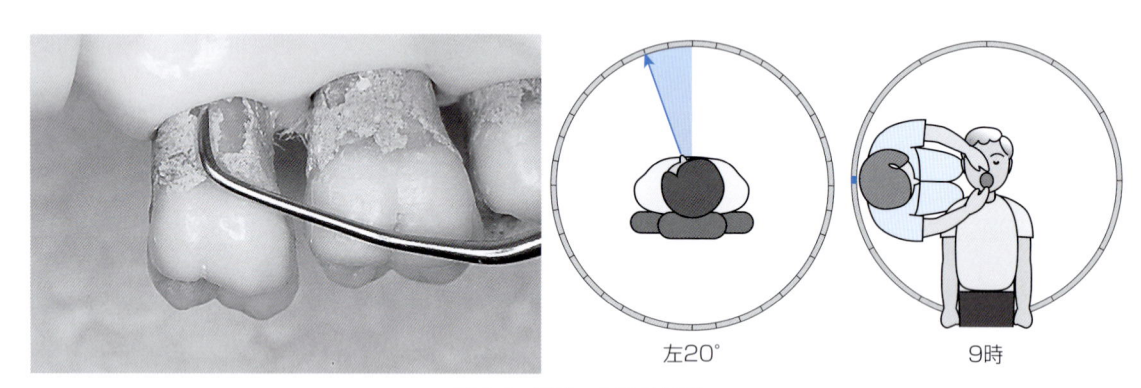

左20°　　9時

図4-2　頬側．#12を使用

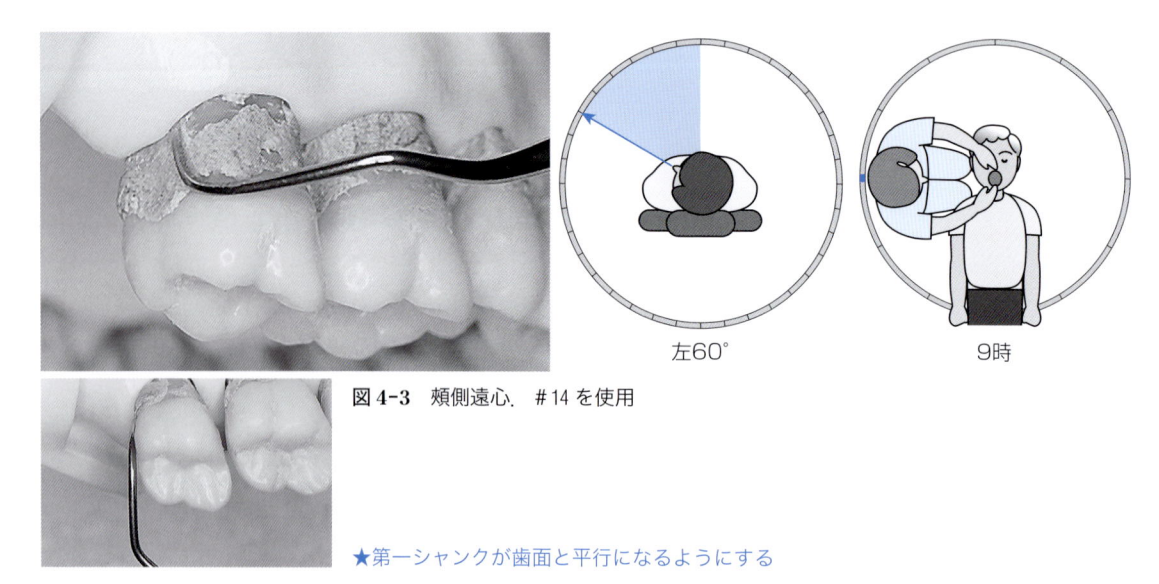

左60°　　9時

図4-3　頬側遠心．#14を使用

★第一シャンクが歯面と平行になるようにする

④デブライドメントテクニック―上顎編―

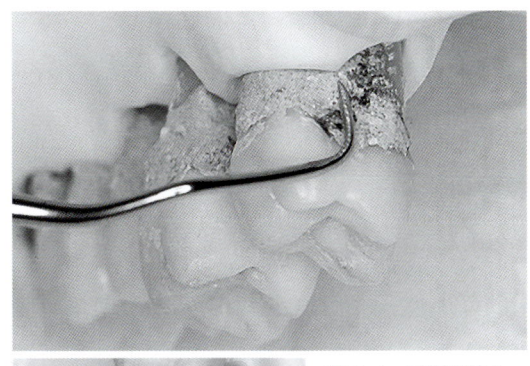

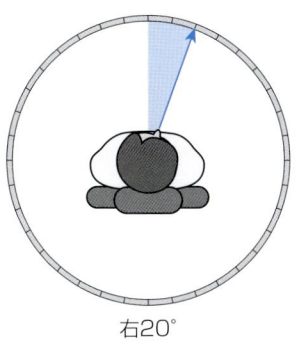

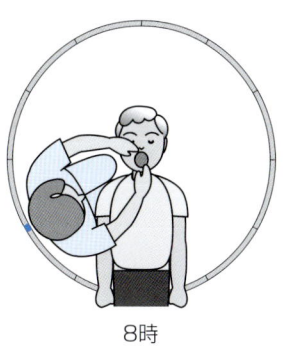

図4-4 口蓋側遠心．#13を使用

右20°　　8時

★第一シャンクが歯面と平行になるようにする

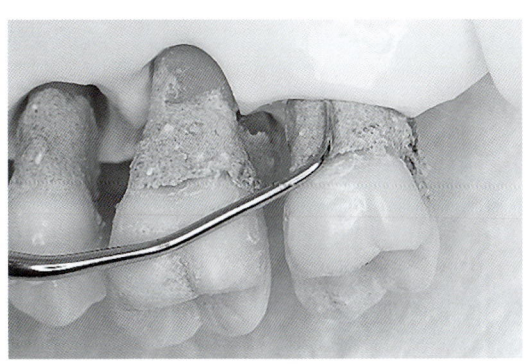

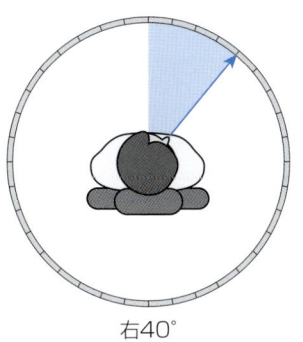

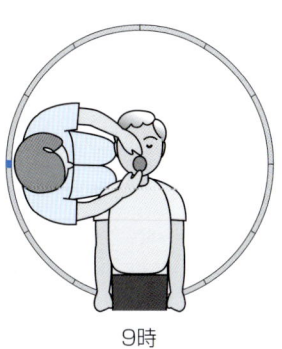

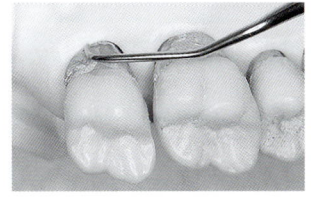

右40°　　9時

図4-5 口蓋側．#11を使用

★第一シャンクが歯面と平行になるようにする

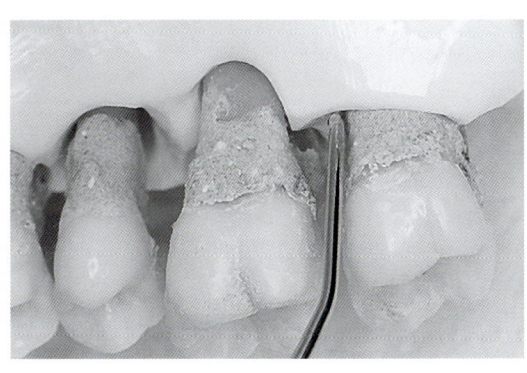

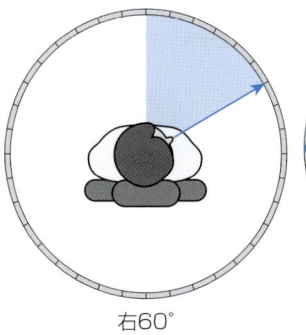

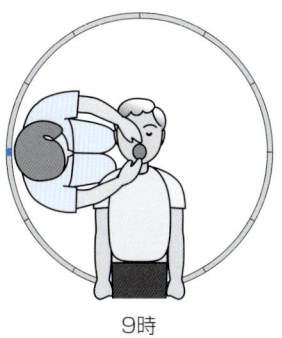

右60°　　9時

図4-6 口蓋側近心．#11を使用

4章　2本のスケーラーで学ぶ　ハンド・デブライドメントテクニック

■ 1| への適応例

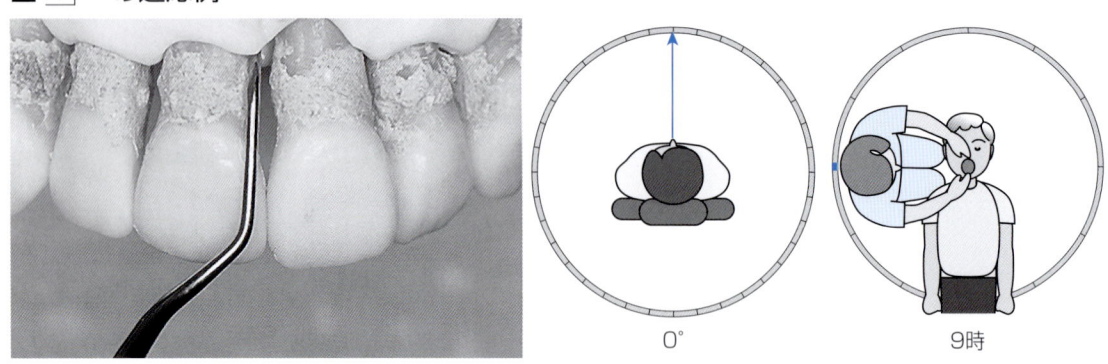

図 5-1　唇側近心．#14を使用

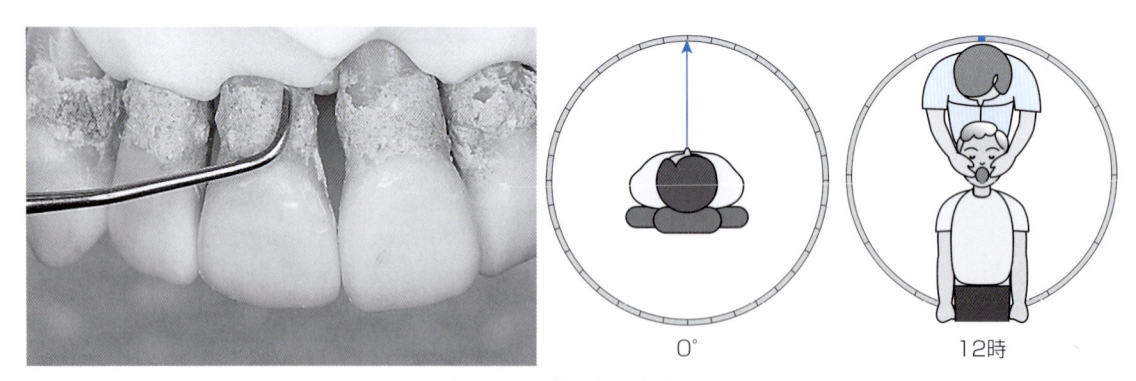

図 5-2　唇側．#11を使用

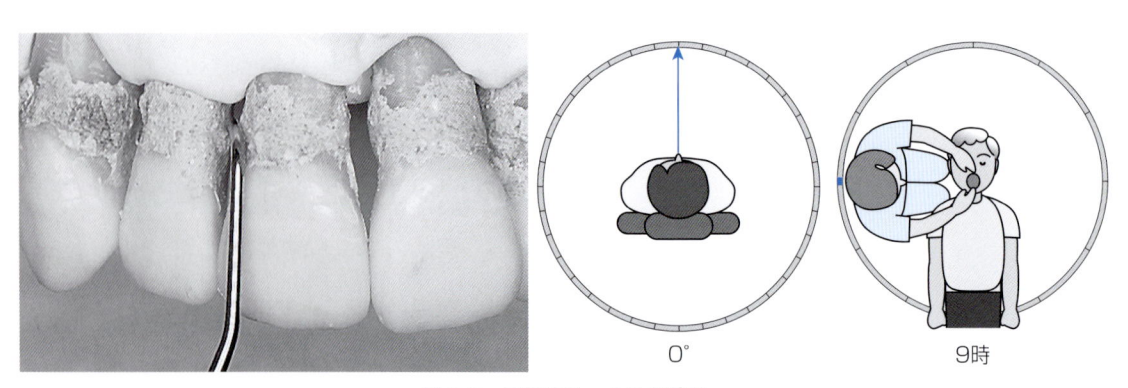

図 5-3　唇側遠心．#11を使用

128

④デブライドメントテクニック―上顎編―

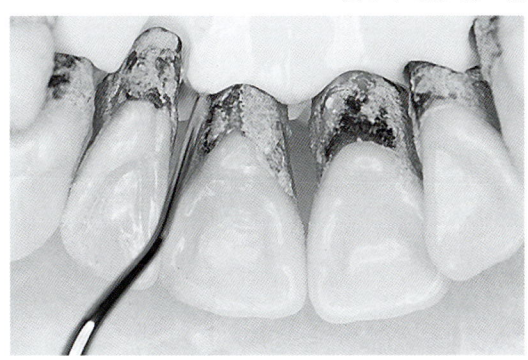

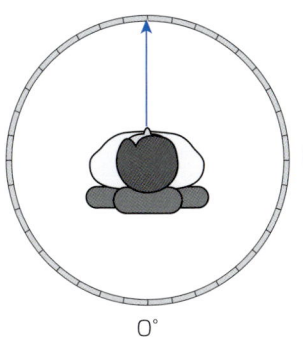

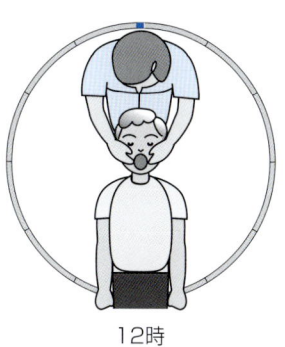

図 5-4~6 はミラー観

0°　12時

図 5-4 口蓋側遠心．#12 を使用

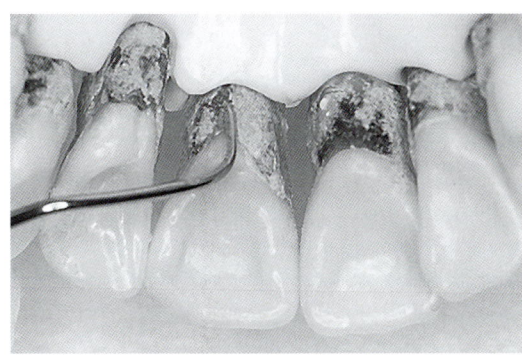

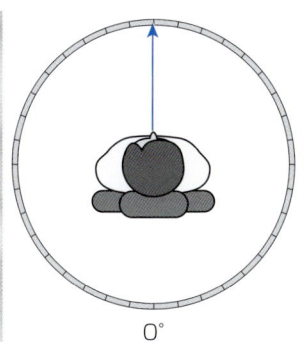

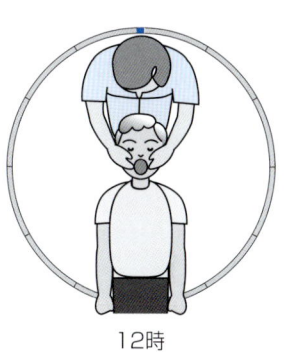

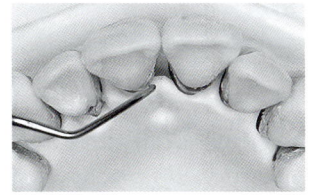

0°　12時

図 5-5 口蓋側．#14 を使用

★第一シャンクが歯面と平行になるようにする

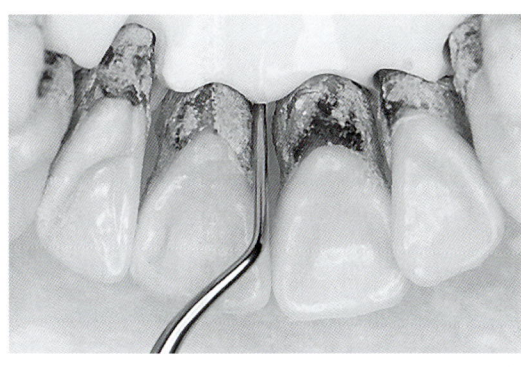

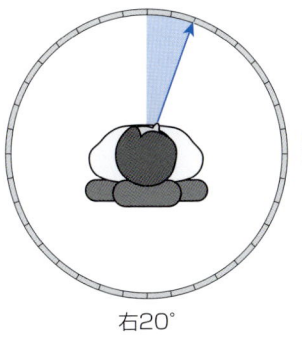

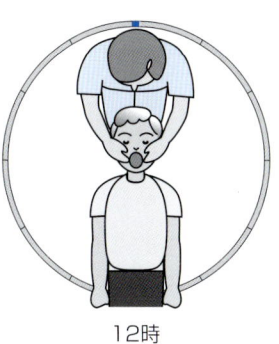

右20°　12時

図 5-6 口蓋側近心．#13 を使用

4章　2本のスケーラーで学ぶ　ハンド・デブライドメントテクニック

■ |6 への適応例　　図 6-1〜3 はミラー観

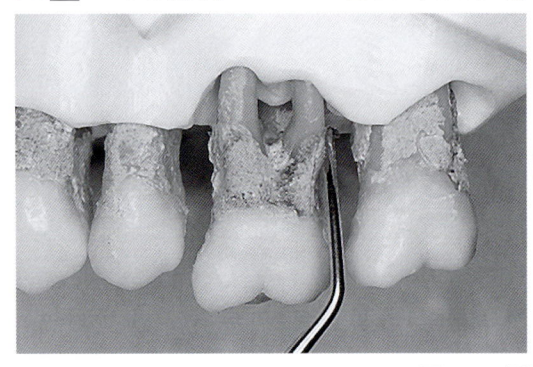

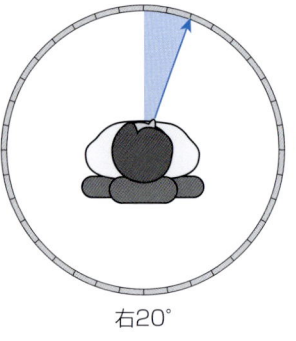

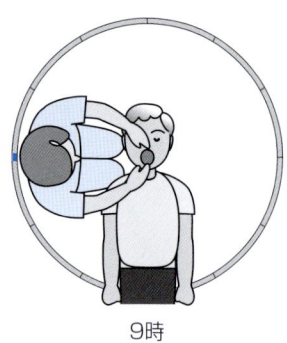

図 6-1　頰側遠心．#14 を使用　　右20°　　9時

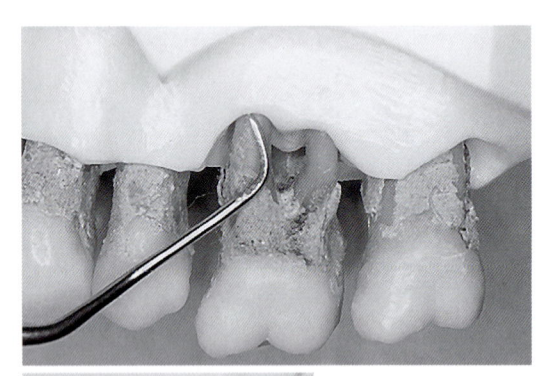

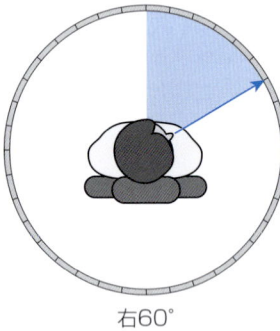

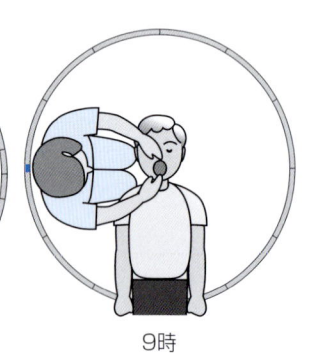

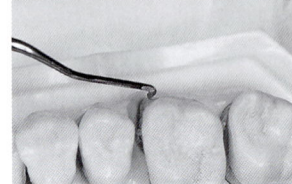

図 6-2　頰側．#11 を使用　　右60°　　9時

★第一シャンクと歯面が平行になるようにする

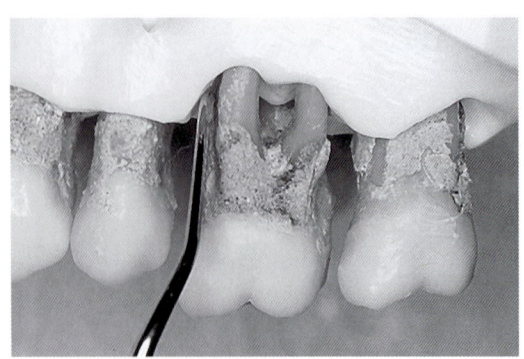

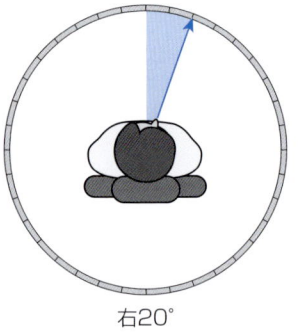

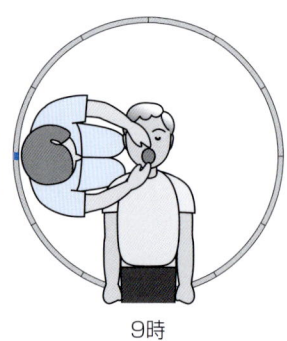

図 6-3　頰側近心．#11 を使用　　右20°　　9時

④デブライドメントテクニック―上顎編―

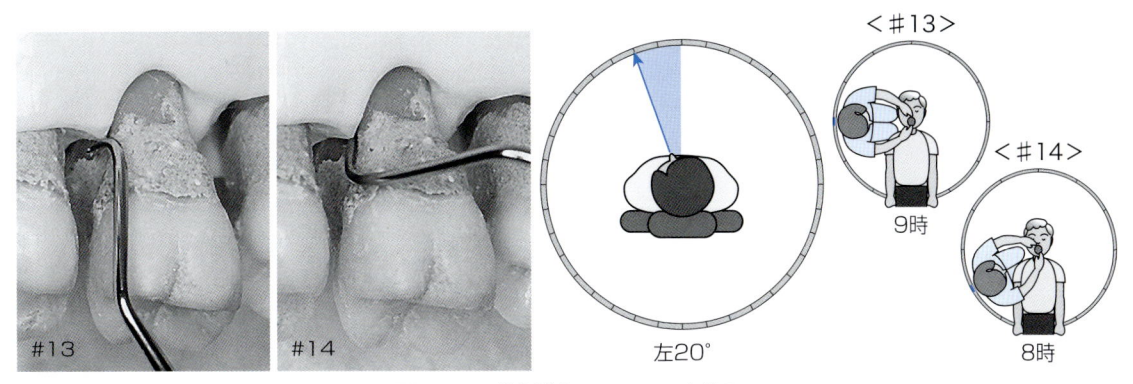

#13　#14

左20°　＜♯13＞ 9時　＜♯14＞ 8時

図 6-4　口蓋側遠心．#13, 14 を使用

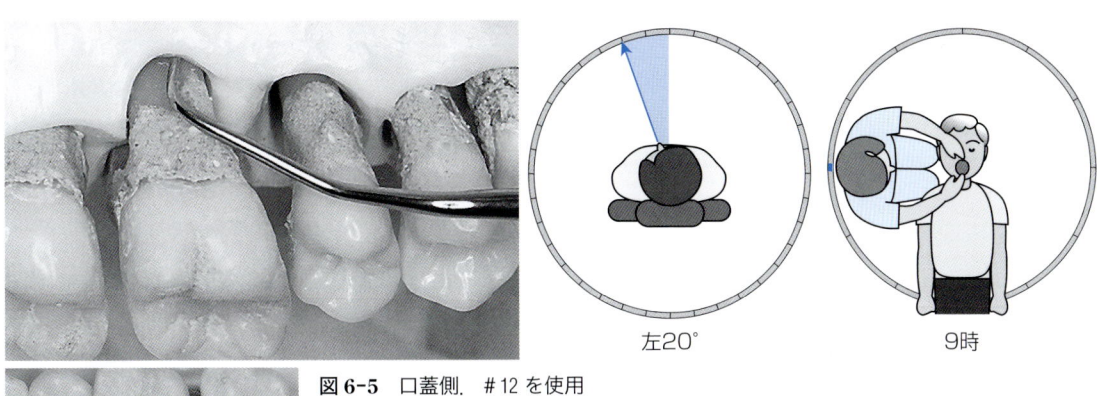

左20°　9時

図 6-5　口蓋側．#12 を使用

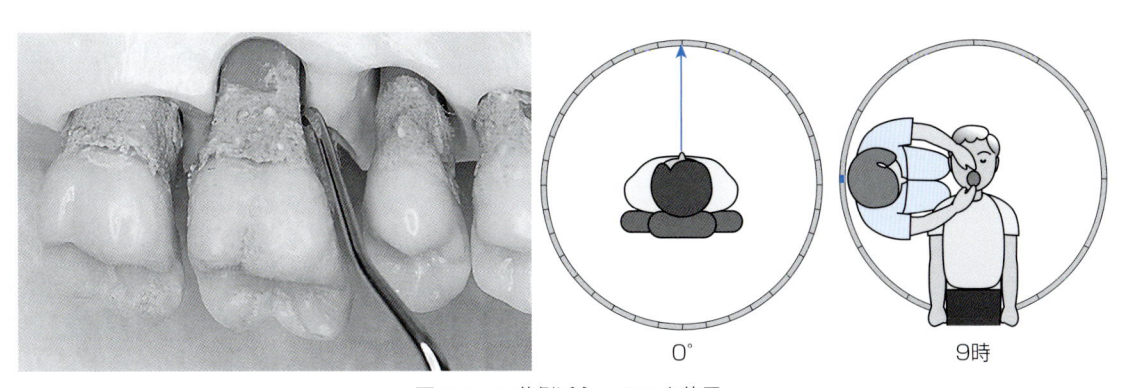

★第一シャンクと歯面が平行になるようにする

0°　9時

図 6-6　口蓋側近心．#12 を使用

4章　2本のスケーラーで学ぶ　ハンド・デブライドメントテクニック

⑤ デブライドメントテクニック―下顎編―

このテクニックでの注意点

　本項では，スケーラーの下顎へのフィッティングテクニックをご紹介します．上顎同様に基本をおさえ，各部位へ上手に適応させてください．

　ところで，ここではスケーラーの先端を根尖方向に向けてポケット内に挿入させるテクニックを多く用います．しかし，この方法は**歯周組織を傷つけやすいため，事前のプロービングを確実に行い，歯根形態や組織の付着状態を鮮明にイメージしたうえで，慎重に操作する必要があります**．そして，ストロークは"耳掃除の要領"で行うことを忘れずに！

　もし，歯周組織の状況を把握しないでスケーラーを挿入したり，力を入れて大きなストロークをすると，歯周組織を傷つけ，重篤なダメージを与えてしまいます．レストを確実に求め，基本を厳守しましょう．

　高度なテクニックではありますが，この方法ならカッティングエッジの長さ分のポケットに対応することができます．事前にプローブで刃長を測定しておくとよいと思います（**図 1**）．

　では，下顎へのフィッティングテクニック（**図 2〜4**）を 6̄，1̄，7̄ を例に紹介します（**図 5〜7**）．

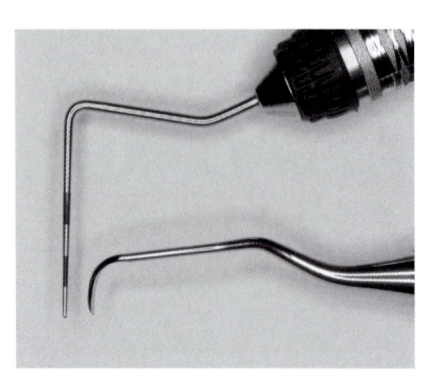

図1　プローブで刃長を事前に測定しておくと，プロービングで得られた情報をインスツルメンテーションにより活かしやすい

⑤デブライドメントテクニック―下顎編―

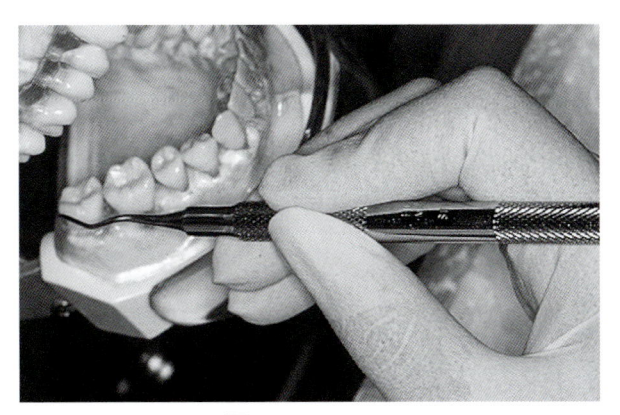

図2 9時（ 7｜）のポジショニングとレスト

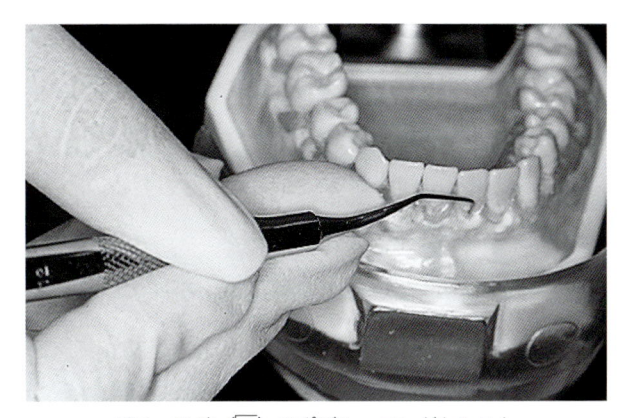

図3 12時（｜1）のポジショニングとレスト

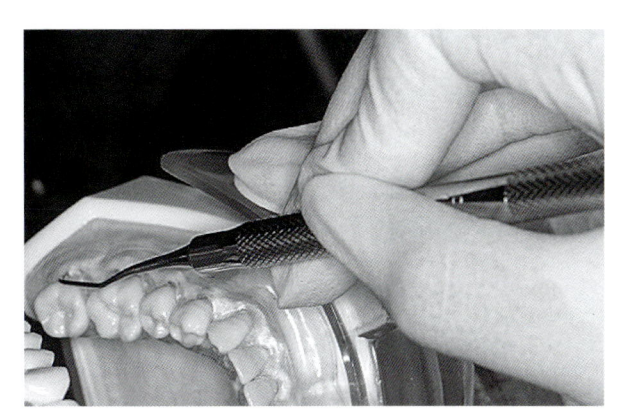

図4 9時（｜7）のポジショニングとレスト

4章　2本のスケーラーで学ぶ　ハンド・デブライドメントテクニック

■ 6┐への適応例

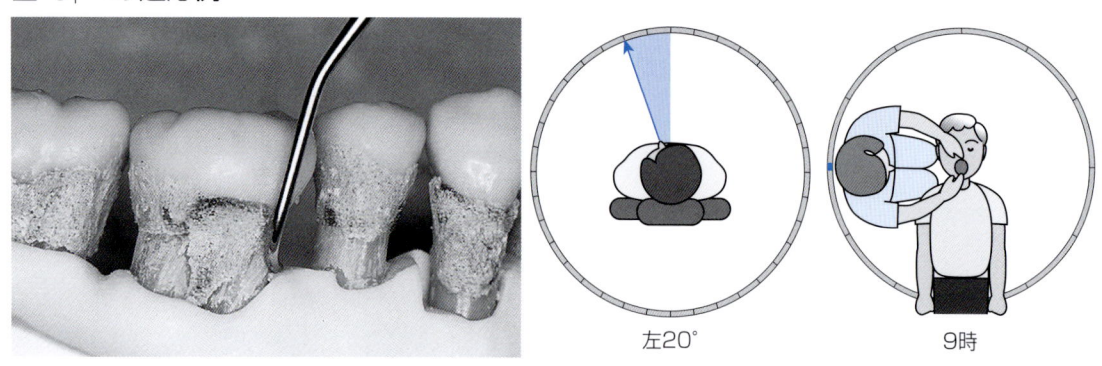

図5-1　頬側近心．#11を使用

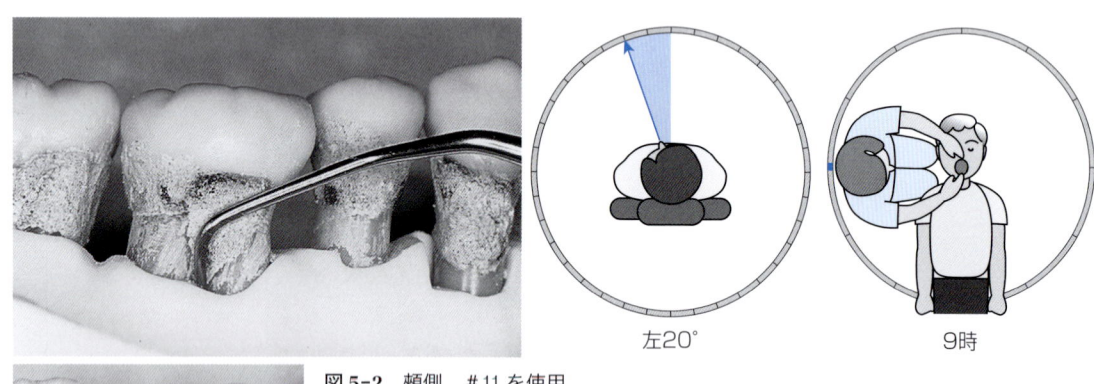

左20°　　　9時

図5-2　頬側．#11を使用

左20°　　　9時

★第一シャンクが歯面と平行になるようにする

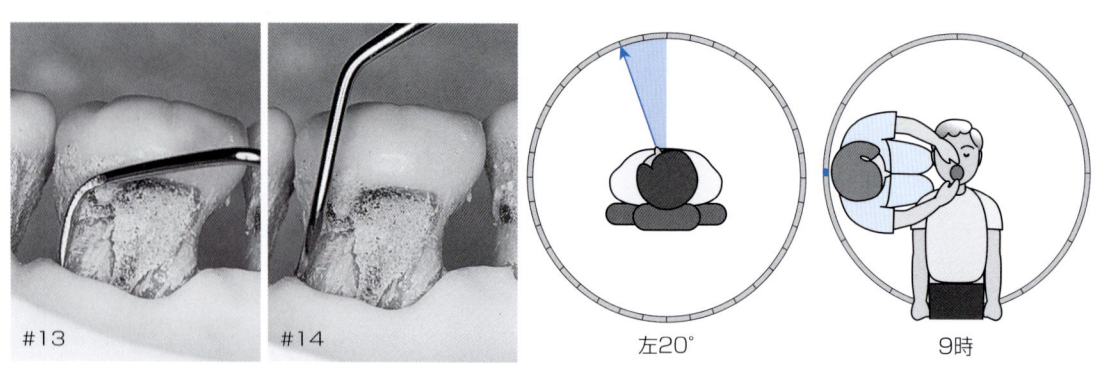

#13　　#14

左20°　　　9時

図5-3　頬側遠心．#13, 14を使用

134

⑤デブライドメントテクニック─下顎編─

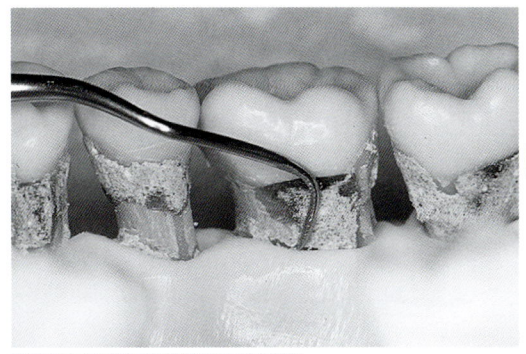

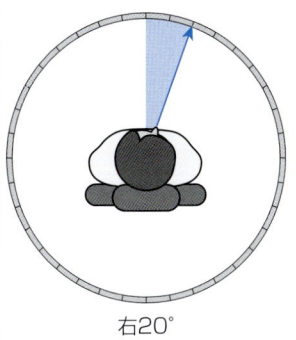

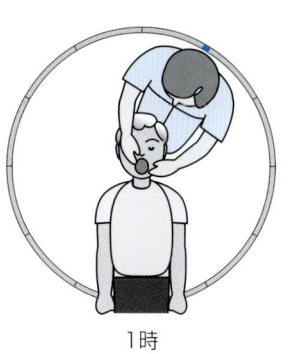

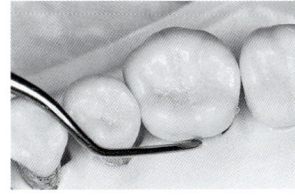

図 5-4　舌側．#14 を使用

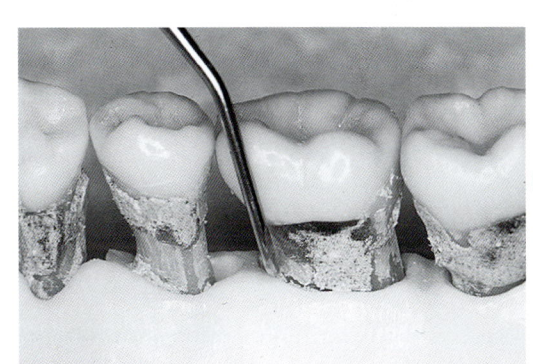

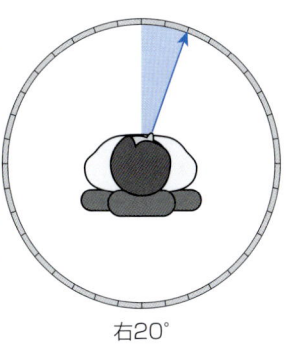

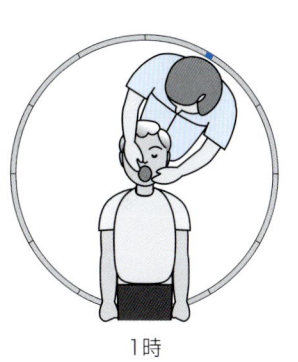

右20°　　1時

図 5-5　舌側近心．#12 を使用

右20°　　1時

4章　2本のスケーラーで学ぶ　ハンド・デブライドメントテクニック

■ |1 への適応例

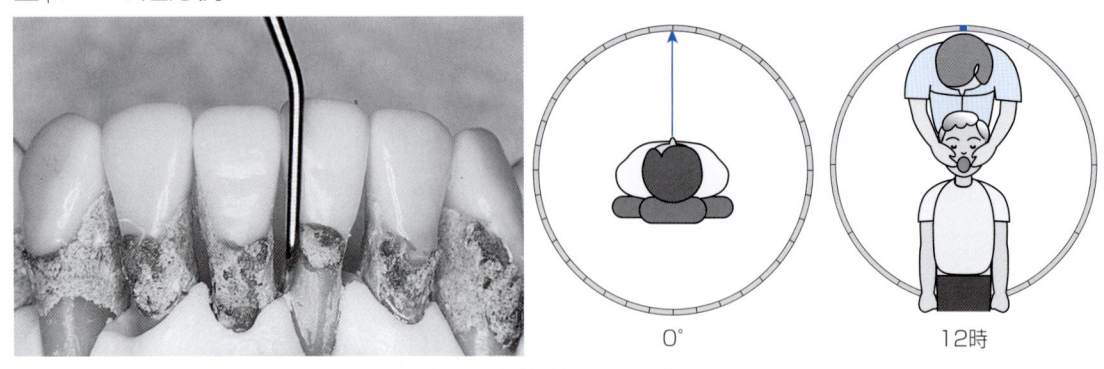

図6-1　唇側近心．#12を使用　0°　12時

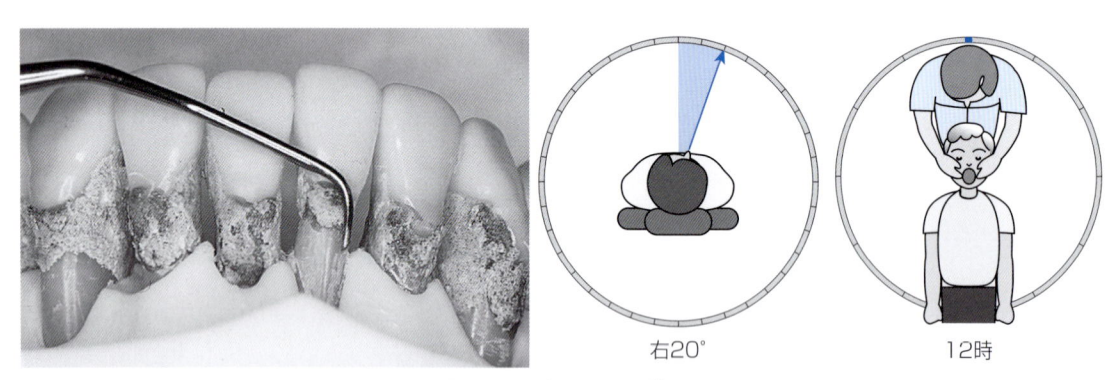

図6-2　唇側．#12を使用　右20°　12時

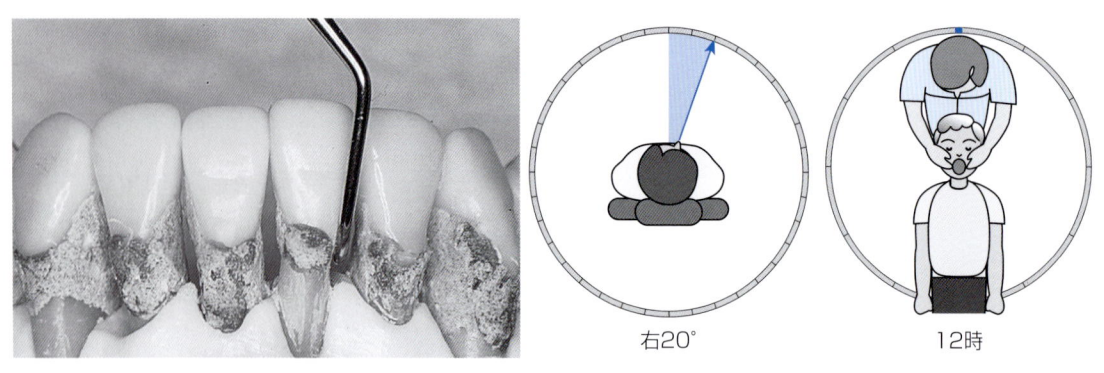

図6-3　唇側遠心．#13を使用　右20°　12時

⑤デブライドメントテクニック―下顎編―

図 6-4～6 はミラー観

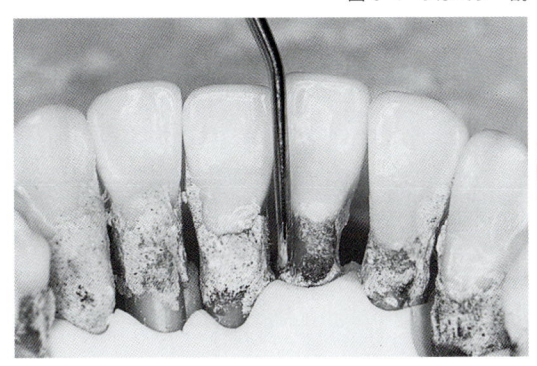

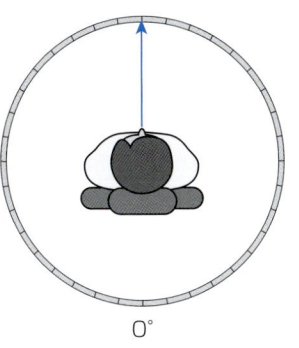

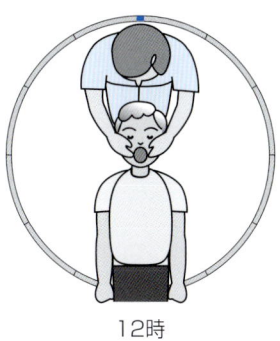

図 6-4　舌側近心．#11 を使用

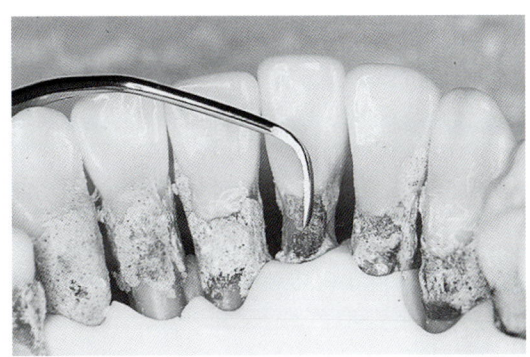

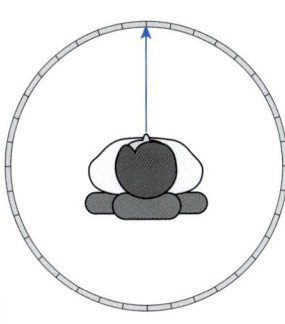

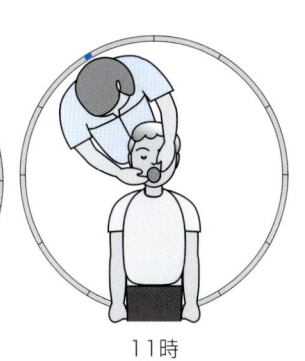

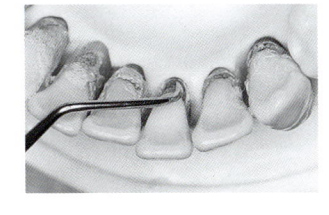

0°　　12時

図 6-5　舌側．#13 を使用

0°　　11時

★第一シャンクが歯面と平行になるようにする

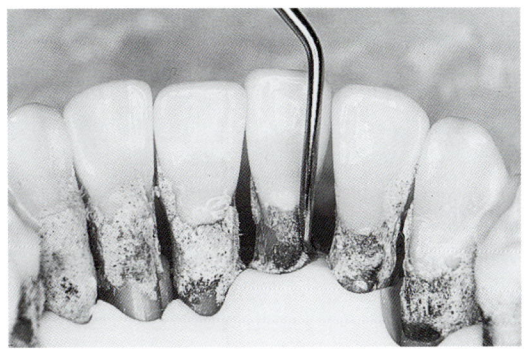

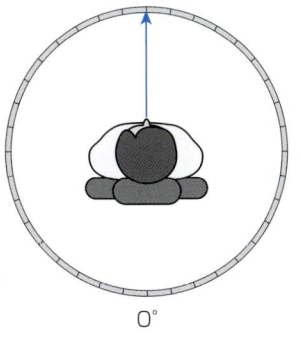

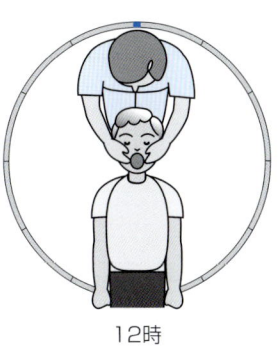

図 6-6　舌側遠心．#14 を使用

0°　　12時

263-00579

137

4章　2本のスケーラーで学ぶ　ハンド・デブライドメントテクニック

■ ⌐7 への適応例

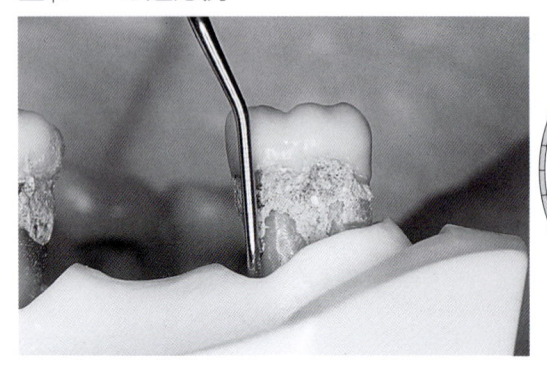

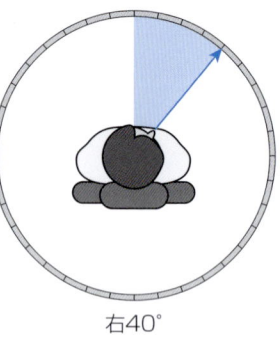

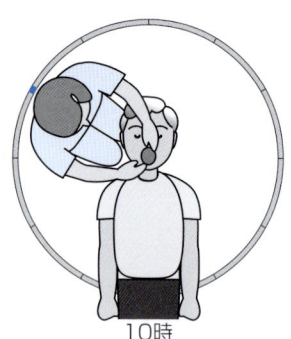

図 7-1　頰側近心．#12 を使用

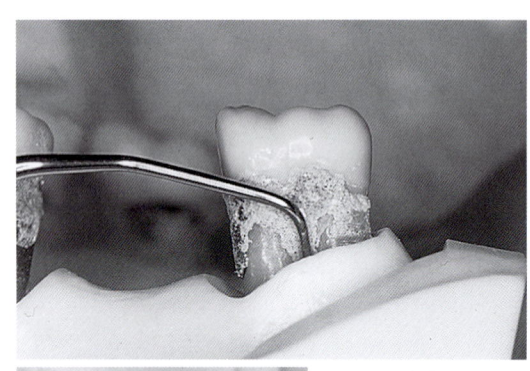

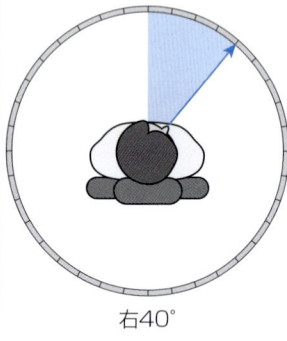

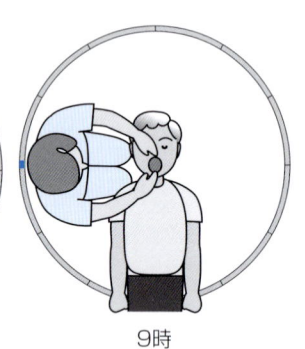

右40°　　　10時

図 7-2　頰側．#12 を使用

右40°　　　9時

★第一シャンクが歯面と平行になるようにする

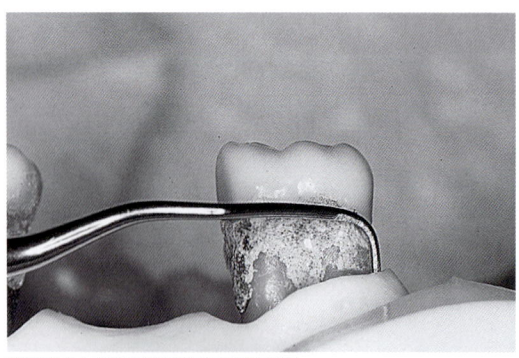

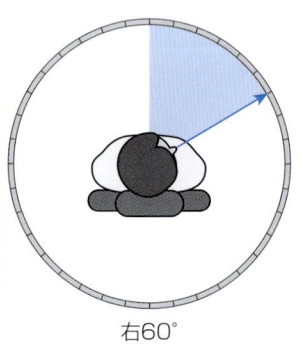

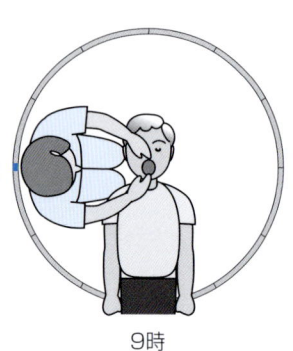

図 7-3　頰側遠心．#14 を使用

右60°　　　9時

★第一シャンクが歯面と平行になるようにする

138

⑤デブライドメントテクニック―下顎編―

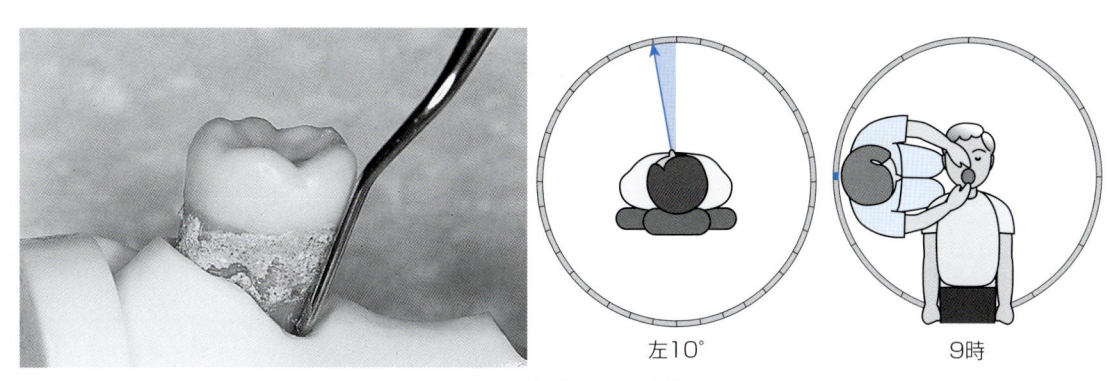

図7-4　舌側近心．#11を使用

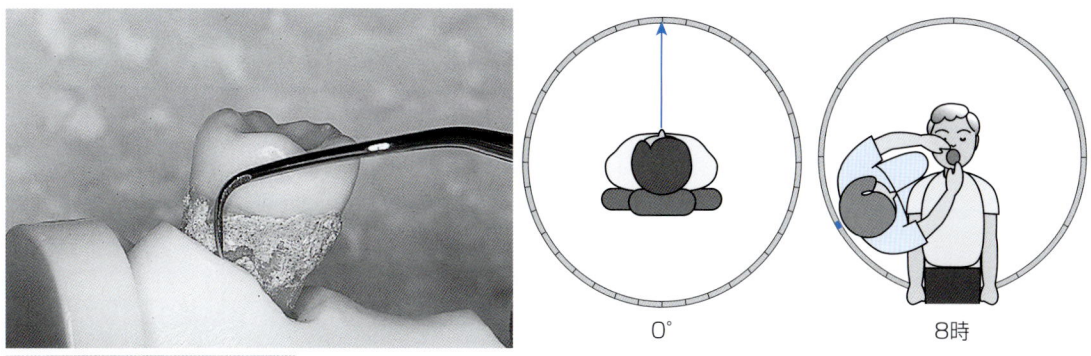

左10°　　9時

図7-5　舌側遠心．#13を使用

0°　　8時

★第一シャンクが歯面と平行になるようにする

Column

医療界での概念「OT & MI」

　歯科だけではなく医療界における概念として，「OT & MI」を理解する必要があります．「OT」とは「Optimum Treatment：最適・最善の治療」の略語で，「MI」とは，「Minimum Treatment：最小限の侵襲によって効果を得る」の略です．これらの概念は，「治療はその患者さん個人にとってもっとも適したものでなくてはならない．そしてそれは侵襲性の小さな施術によって良好な結果を得られるものでなくてはならない」と解釈することができます．

　たとえば，欠損補綴を考えるとき，義歯やブリッジ，インプラントなど治療法としてさまざまな選択肢が考えられます．そこで，その患者さん個人にはどの方法がもっとも適しているのかを検討します．口腔環境や全身の健康状態，年齢や価値観・健康観，社会的立場などを考慮しながら長期的な予知性の高い治療法を求めるとともに，治療による侵襲を最小限にとどめられるよう，歯質や歯周組織などを温存できる可能性を探ります．さらに，経済的・時間的な問題までも考慮し，さまざまな観点から検討した結果，適切な治療方法が選択され，実行されるべきでしょう．

　この概念は，治療におけるあらゆるステージで活かされるべきものであり，質の高い医療を提供することが私たち医療者の義務であることを忘れてはいけません．したがって，歯科衛生士もこの概念を十分に理解する必要があります．私たちがこの概念を活かすには，より多くの知識と高いレベルの技術を身につけることが必要です．

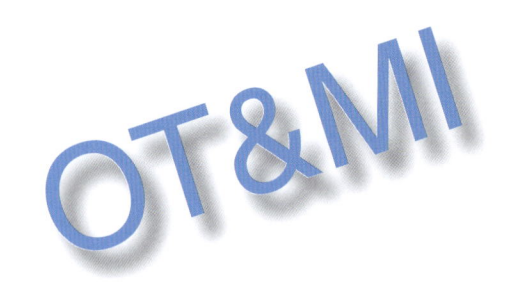

5章

新しい知識を学ぼう

①インプラント治療における歯科衛生士の役割
②トゥースホワイトニング
③口腔と唾液・口腔内液とのかかわり

　歯科医療は日々めまぐるしく進歩しています．私たち歯科衛生士も，新たな治療法やコンセプトを学び，知識と技術を更新しつづけていかなくてはなりません．
　本章では，今後ますます発展が予想される新たな領域や，いま私が注目しているトピックについてとりあげます．

5章　新しい知識を学ぼう

① インプラント治療における歯科衛生士の役割

インプラント治療の背景

　喪失した歯を人工的に再現しようとする試みは，1,500年以上も前からなされており，紀元前600年の中央アメリカのマヤ族の頭蓋骨に，歯に似た形の精巧な黒い石が植え込まれているのが発見されています．生き抜くための摂食に歯が欠かせないものであるという認識の高さがうかがえます．

■～1960年代

　1960年代中ごろまでは，さまざまな材質や術式のインプラントが考案され，臨床試験が繰り返されましたが，1965年にスウェーデンの医師であるブローネマルク博士によって，オッセオインテグレーションがインプラント修復の術式として確立され，現在に至っています．

　博士は整形外科領域の研究で，偶然にも動物実験の際にウサギの足の骨と金属チタンが結合したことから，「異物である金属が排除されずに骨と結合する」ことを発見したのです．このことから「光学顕微鏡下において生体の骨とインプラント表面との間に作られた直接的，機能的な結合」をオッセオインテグレーション（骨結合：Osseointegration）と名づけ，臨床実用化され急速に普及しました．インプラントは，「臨床的には無症状な状態で顎骨内にしっかりと固定され，かつ生理的に歯として機能している状態」でなくてはならないのです．

■1990年代以降

　1990年代からは，GTR（組織再生誘導法）やボーングラフト（骨移植），上顎洞挙上手術などの骨組織のマネジメント（hard tissue management）や，前庭拡張術，歯肉粘膜移植，結合組織移植などの軟組織のマネジメント（soft tissue management）などが導入され，インプラントを埋入する欠損部の周囲組織が改善されることによって適応症が拡大されました．さらに，インプラント体

①インプラント治療における歯科衛生士の役割

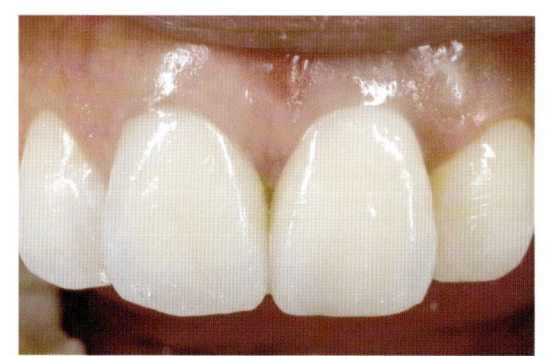

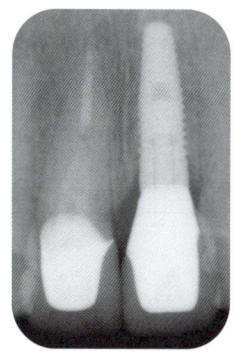

図 1-1, 2　1| にインプラントが埋入されている．インプラント治療の誕生と研究の発展によって，高い審美性と機能性を兼ね備えた修復・補綴治療が可能となった

図 1-3　アバットメントと上部構造
（図 1-1～3 の症例は土屋歯科クリニック & Works・土屋賢司先生のご厚意による）

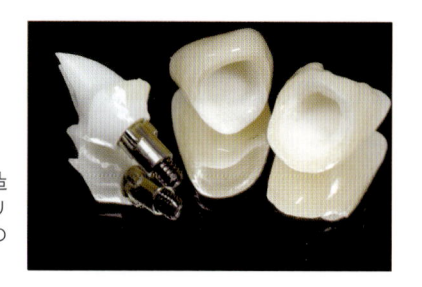

と上部構造の適合の改善がなされたことによって，審美的満足度が高い治療が可能になり，欠損部への修復補綴処置の選択肢として欠かせない治療になりました．
　また近年では，CT スキャンの導入により骨の断層画像が得られるようになったことから，埋入箇所や方向をより正確に診断することが可能になりました．侵襲性を抑えることを目的としたフラップレス（切開しないで埋入する）システムの開発や，より生体への親和性を求めたポリマーやセラミックスなどの生体材料の応用研究，成長因子の応用による組織再生の試みが世界各国多数の施設でなされています．こういった技術の進化・発展はめざましく，私たちも迅速な情報収集が欠かせません（**図 1-1～3**）．

■**インプラント治療における歯科衛生士の役割**

　インプラント治療における歯科衛生士の役割は，一次手術，二次手術における器材の準備や後片づけ，器材の管理，手術のアシストをはじめ，インフォームドコンセントの補助，術前・術後のプラークコントロールやリスクの把握，メインテナンスなど幅広く，多岐にわたります．
　ここでは，インプラント歯と天然歯との違いなど，インプラント治療にかかわるスタッフとして理解しておくべきことを明確にし，メインテナンス時にはどのようなことに注意する必要があるのかを述べたいと思います．

5章　新しい知識を学ぼう

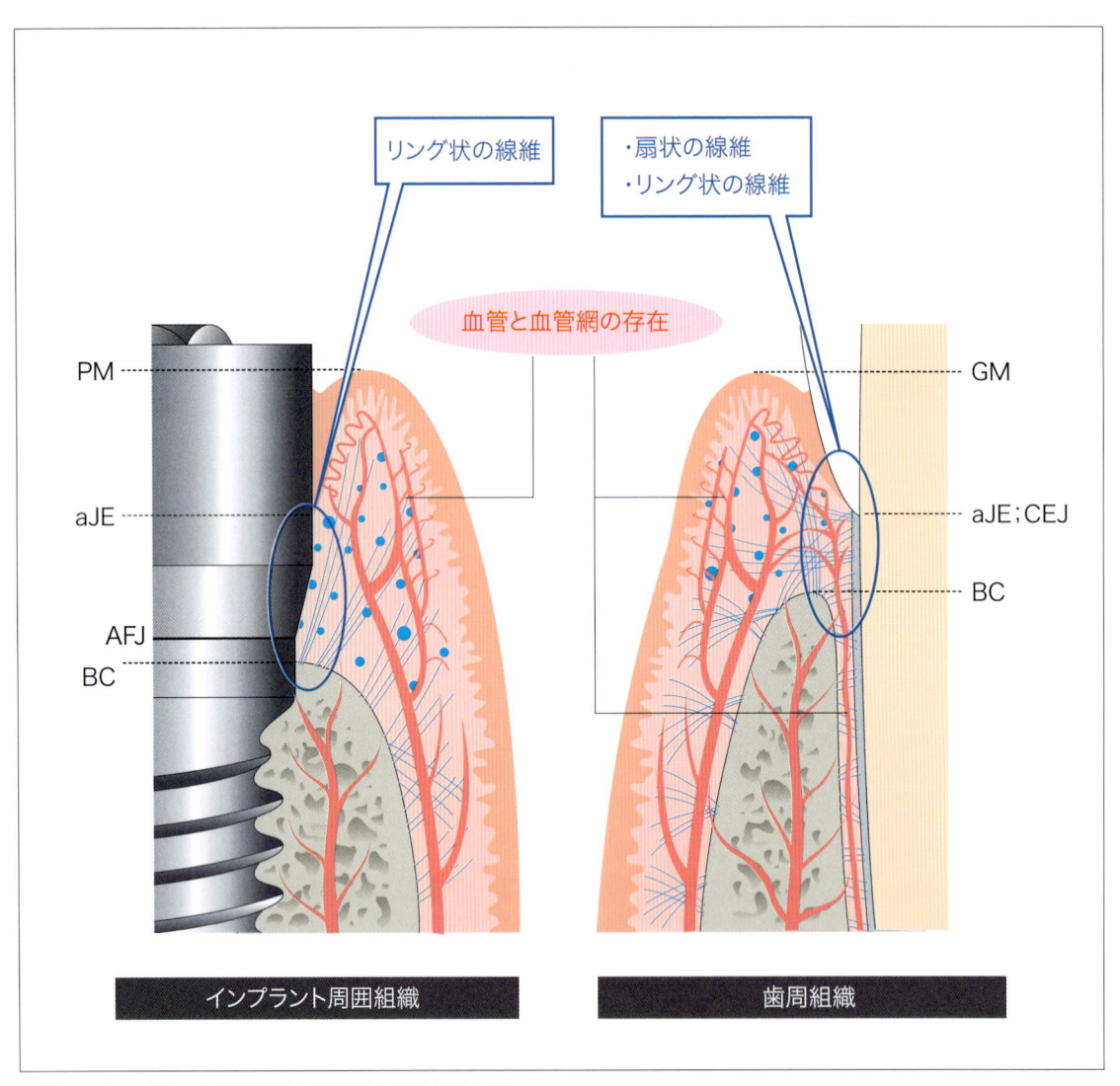

図2　インプラント周囲組織と天然歯の歯周組織の違い

■■■■ **インプラント歯と天然歯の違い**

　　インプラントと歯肉上皮との接合部は，上皮細胞がヘミデスモゾームや基底膜によってチタンインプラントと接合していることから，天然歯周囲の接合上皮と類似しています．つまり，インプラント歯には長い接合上皮が存在することになります（図2）．

①インプラント治療における歯科衛生士の役割

　インプラント歯と天然歯のもっとも大きな違いは，結合組織である歯根膜がインプラント歯には存在しないことです．また，シャーピー線維を代表とする5つのコラーゲン線維からなる結合組織においては，インプラント体の表面と結合する扇状の結合組織がなく，インプラント体を取り巻くリング状の結合組織のみになります．
　また，インプラントは骨結合であることから，歯根膜を有する天然歯とは異なり生理的な動揺もありません．つまり，骨吸収がインプラント全体に進行しないかぎり動揺しないのです．また，天然歯の歯根表面の軟組織帯は血管網で覆われていますが，インプラント体には存在しないことから，細菌に対する防御機構が異なります．
　これらのことを理解したうえで，インプラント周囲炎とメインテナンス時の注意点にふれていきたいと思います．

インプラント周囲炎

　インプラントを取り巻く軟組織に限定して生ずる炎症性変化をインプラント周囲粘膜炎（periimplant mucositis），軟組織病変に進行性の骨吸収を伴う場合をインプラント周囲炎（periimplantitis）といい，インプラント周囲炎はインプラントの歯冠側から発生します．インプラント周囲の骨吸収の主要な原因は，「細菌感染」とインプラントへの負荷に伴う「生体力学的因子」の2つであると考えられています．
　インプラント歯は，天然歯と比較するとはるかにコラーゲンと線維芽細胞が減少しているため，上皮の接合は弱く，細菌の侵入を容易に受け入れてしまいます．結合組織の血管網が少なく，インプラント体周囲には血管網が存在しないことから，天然歯とは防御機構が異なり，炎症性細胞浸潤が進行しやすく炎症が悪化しやすくなります．
　さらに，歯周疾患の病原因子である歯周病菌がインプラント体に伝播することが確認されており，細菌の活動性が抑制されていなければ，インプラント周囲炎を発症する可能性が高まります．インプラント治療の術前には必ず歯周疾患を治癒させておく必要があり，患者さんには，メインテナンスにおける細菌の活動抑制の必要性やセルフケアの重要性を確実に理解していただくことが不可欠です．

5章　新しい知識を学ぼう

■■■■ メインテナンス時の注意点

■金属製器具の使用は禁忌
　メインテナンス時には，確実に細菌をコントロールするためにバイオフィルムの破壊と形成の抑制を行います．その際，インプラント体や上部構造を傷つけないことが重要であり，インプラント体表面性状を変化させてしまうことから金属製器具の使用は禁忌とされています．

■ソニックブラシ
　プロフェッショナルケアにおけるインプラント周囲のプラークコントロールは，ソニックブラシを用いると効果的です．これはエアスケーラーにブラシを取り付けたもので，注水下で用いると上部構造に接触する軟組織周辺のプラークも迅速に除去できます．使用においてはブラシホルダーの金属部をインプラント体や上部構造に接触させないように，ブラシ毛先のみを接触させます（図3-1～3）．

■プラスチック製の手用スケーラー
　すでにバイオフィルムが形成され，石灰化している場合は，プラスチック製の手用スケーラーを用いて除去します．けっして周囲組織を傷つけないよう歯頸線に沿ってスケーラーをストロークさせることが重要です（図4-1～3）．

■超音波スケーラー
　従来，インプラント部位への超音波スケーラーの使用は禁忌とされていましたが，プラスチックチップなど修復・補綴物周囲にも使用できるチップが開発されたため，微弱なパワーでコントロールできる機器であれば効果的に使用することができます（図5）．また，イリゲーションチップを用いることで，超音波によるキャビテーション（泡立ち）作用が効果を発揮し，バイオフィルムが破壊されます．この際にはチップがインプラント体に触れないようにすることがポイントです．

■セルフケア指導
　セルフケアにおいては，術前にプラークコントロールの重要性を理解していただいたうえで，使用する清掃用具を使いこなせるようにアドバイスする必要があります．

①インプラント治療における歯科衛生士の役割

■ソニックブラシ

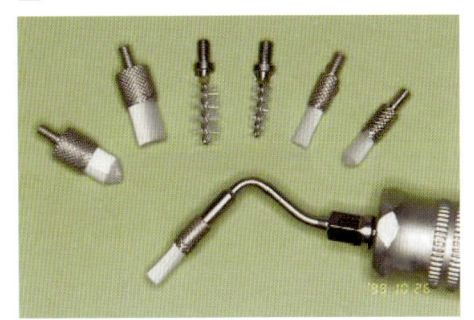

図 3-1　ソニックブラシ

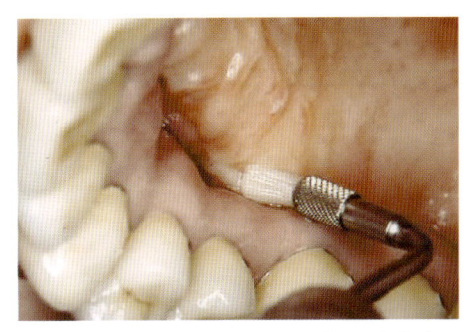

図 3-2　インプラント周囲のプラーク除去に用いる

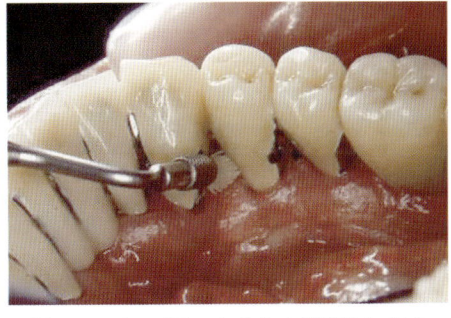

図 3-3　インプラント体や上部構造に傷をつけないよう慎重にアプローチする

■プラスチック製の手用スケーラー

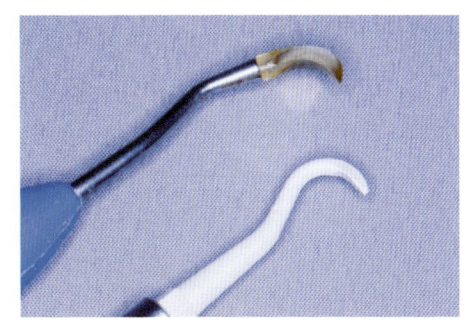

図 4-1　各種プラスチック製手用スケーラー

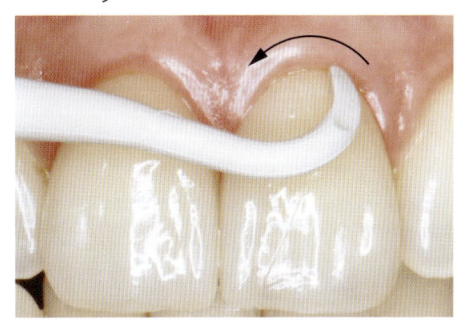

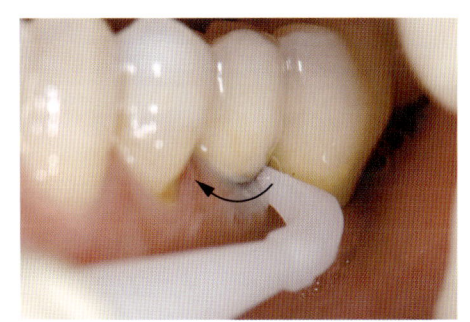

図 4-2, 3　インプラント周囲の軟組織を傷つけないように，歯頸線に沿ってストロークさせる

■超音波スケーラー

図 5　軟かい金属やプラスチックのチップ（写真はVarios/ナカニシ）が開発されたため，超音波スケーラーによるインプラント周囲へのアプローチが可能となった．微弱なパワーに設定し，インプラント体にチップが触れないよう注意する

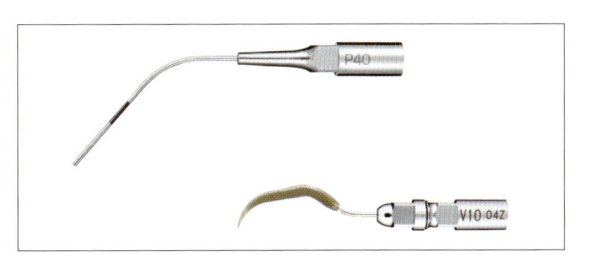

5章　新しい知識を学ぼう

■シングルタフトブラシ

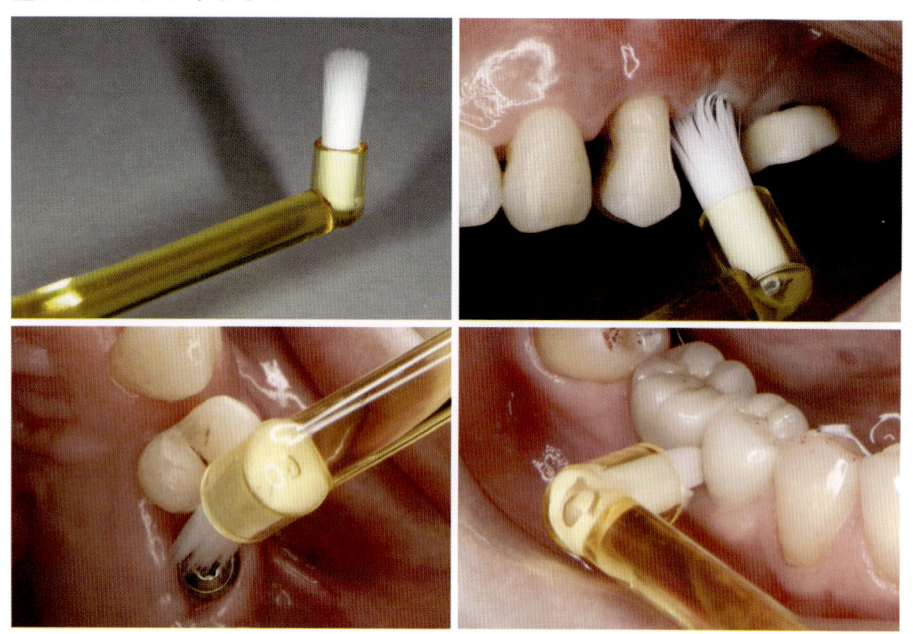

図 6-1〜4　シングルタフトブラシ「インプロ ウルトラソフト」（オーラルケア）．極細毛で，インプラント部位を傷つけることなくケアができる

　インプラント埋入手術直後や二次手術によってヒーリングアバットメントが取り付けられた直後は，傷口に触れないよう1週間ほどは消毒効果の高い洗口剤を用いたうがいを1日に4回以上する必要があります．その後，軟らかい毛のブラシを使用しますが，ピンポイントで清掃効果のあるシングルタフトブラシが有効でしょう（図 6-1〜4）．また，音波振動歯ブラシに取り付けられるものは，毛先を当てて微振動させることで手用よりもストロークによる弊害を予防することができるため，より安全で効果的です（図 7-1〜3）．

■フロス・歯間ブラシ

　上部構造が装着された後には，スーパーフロスやテープタイプのフロスを歯間部に使用しますが，歯間ブラシを使用する場合には中心部のワイヤーで上部構造やインプラント体を傷つけないように，力を入れすぎずストロークを小さくするべきです．サイズは天然歯に使用する場合よりも細いサイズを選択します（図 8-1, 2）．

①インプラント治療における歯科衛生士の役割

■音波振動歯ブラシ

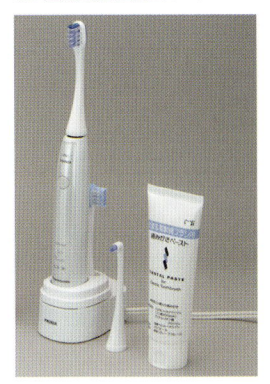

図7-1 音波振動歯ブラシ「プリニア」（ジーシー）

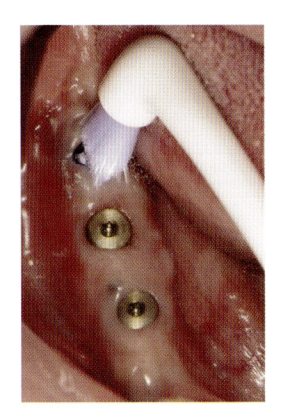

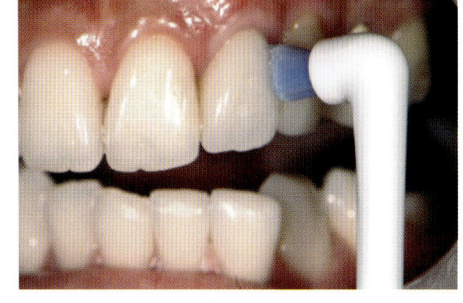

図7-2, 3 音波振動歯ブラシにシングルタフトブラシを装着してケアをしているところ．手用よりも細かなストロークでケアができるため，安全かつ効果的である

■歯間ブラシ

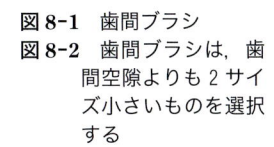

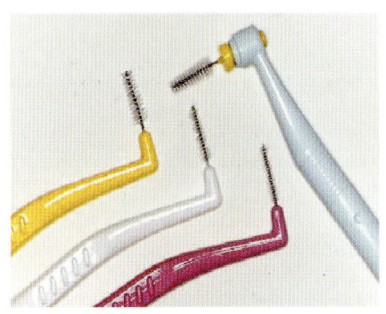

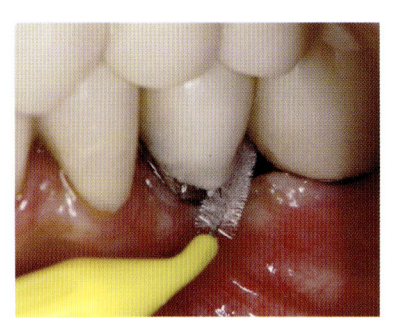

図8-1 歯間ブラシ
図8-2 歯間ブラシは，歯間空隙よりも2サイズ小さいものを選択する

メインテナンス時の着眼点

インプラントのメインテナンス時に行われる検査は，次のとおりです．

① **問診**：インプラント部位の違和感，疼痛，他歯の知覚過敏，動揺
② **視診**：周囲組織の発赤・腫脹，歯肉退縮，歯肉形状の変化，プラークの蓄積
③ **X線診査**：歯槽骨吸収・インプラント体の破折・他歯の性状変化
④ **触診**：歯肉性状，出血，排膿，滲出液，インプラント歯の動揺（アバットメントの緩み）
⑤ **コンタクトチェック**：天然歯の移動
⑥ **フレミタスチェック**：他歯における咬合機能時の動揺の有無（咬合性外傷）
⑦ **咬合診査**：咬合紙・レジストレーションストリップスを用いて咬合状態を確認する
⑧ **プロービング**（必要な時のみ）

5章　新しい知識を学ぼう

■ プラスチックプローブ

図9-1　プラスチックプローブ

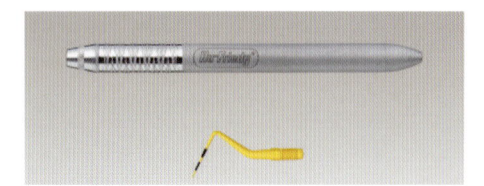

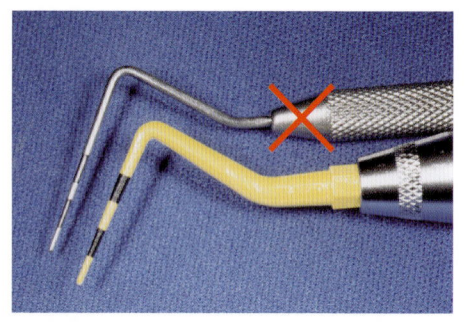

図9-2　インプラント周囲には金属性のプローブを使わない

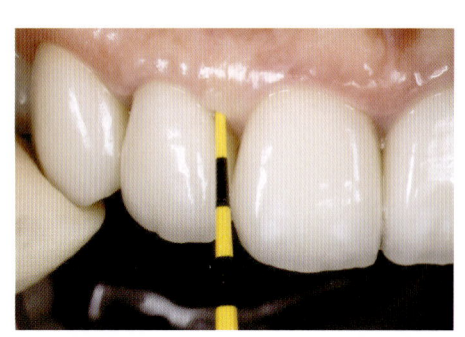

図9-3　プロービングは歯周ポケットを測定するためではなく，ほかの検査で炎症の存在が疑われた場合に，組織の接合状態や出血・排膿の有無などを確認する目的で行う．挿入するというより軽く触れるように慎重にアプローチする

　コンタクトのチェックでは，フロスやゲージを用いて隣在歯との接触状態をみます．インプラント歯は不動性ですが他歯は咬合のバランスによって移動する可能性があるため，咬合のバランスが変化することによってコンタクトの強度に変化が生ずることがあります．

　フレミタスチェックは，術者の指を歯に当てて顎運動をさせ，咬合機能中の動揺を指で感じとる検査であり，過重負担である咬合力を把握できる簡便な検査です．骨結合したインプラント歯は歯根膜によるクッション性がないことから，他歯への咬合力の影響には注意が必要であり，メインテナンス時には必ず咬合の診査を行い，対合歯や反対側の歯に過剰な咬合力が加わっていないかを確認することが重要です．

　次いで，咬合紙やレジストレーションストリップスを用いて咬合のバランスをみます．インプラント歯に過剰な力がかかると，応力の集中や微小骨折が歯冠側のインプラントと歯槽骨の界面に発生し，インプラント頸部の骨結合の消失が引き起こされます．

①インプラント治療における歯科衛生士の役割

　インプラント歯のプロービングは，天然歯と異なり，ほかの検査で異常が認められ，インプラント周囲組織の病変が予想されるときにのみ行います．プローブはプラスチック製のものを使用し，インプラント周囲溝に軽く触れるように慎重に挿入します．ポケットの深さをみるのではなく，あくまで接合組織の接合状態や出血，排膿の有無をみるために行います（**図 9-1〜3**）．
　これらの検査には十分な知識が必要で，異常を察知した場合にはただちに歯科医師に伝達する必要があります．

その他の必要な知識

　インプラント治療に関しては，病態生理学における創傷の治癒過程やインプラント手術後の治癒過程についての知識が必要です．
　創傷のスムーズな治癒過程がインプラント周囲組織形成の条件であり，「血液」が重要な役割であることが理解できます．
　また，骨芽細胞は 47℃の加熱が 1 分間続くと機能不全となり，骨結合が得られなくなります．ドリリングの際には十分な冷却が必要であることを理解しましょう．
　骨が成熟するには 1.5〜3 カ月の期間が必要であり，その間はインプラントに負荷やその他の外力がかからない状態に保つ必要があります．治癒までには，下顎の場合は，インプラント埋入後に 2〜3 カ月間，上顎は骨密度が低く治癒に時間が必要であることから 4〜6 カ月間を要します．この治癒期間に骨結合が完成されます．
　さらに，喫煙が歯周疾患の進行に影響があることはすでに知られていますが，インプラント治療においても喫煙は大きなリスクになります．ニコチンによって毛細血管網における血流の減少やヘモグロビン量，酸素飽和度の低下を引き起こし，治癒を遅延させると考えられています．インプラント手術の 6 カ月前には禁煙することが望ましいとされていることから，喫煙者には理解を求め，禁煙外来の紹介やニコチンガム，ニコチンパッチによる代替療法の応用など，親身になって患者さんの禁煙を支援することが不可欠です．

5章　新しい知識を学ぼう

② トゥースホワイトニング

トゥースホワイトニングとは

　歯科臨床における「トゥースホワイトニング」の位置づけが，この数年で大きく変わりました．

　1970年代中ごろからアメリカで普及しはじめたホワイトニングが日本に導入されたのは，1990年代後半です．日本では天然歯を対象にしたホームホワイトニングが主流で，歯科医療の一環としてというよりも美意識の高い方への美容的な感覚でとらえられていました．

　しかし現在では，修復治療における初期治療としてとらえられるようになり，色調を改善したうえで修復治療を行うことで高い審美的満足が得られ，審美修復治療には必要不可欠なものとなりました．その背景には，健康志向や抗加齢などを求める社会的なニーズの高まりがあります（**図1, 2**）．

　また，歯質を削らずに色調の変化を得られることから，MI（ミニマル・インターベンション＝最小限の侵襲）の概念に基づく審美歯科治療といえるでしょう．

　歯の色に対するコンプレックスや，加齢によって深く黄ばんだような色に対し，白さや健康観をアピールできる歯を手に入れたいという願望は，年齢を問わず年々高まってきています．

　しかし，ホワイトニング処置は「医療行為」ですので，正しい知識と予知性をもった対応が必要不可欠であり，あくまでも歯科医師によって，もしくは歯科医師の指示のもとで歯科衛生士によって行われるべきものです．本項では，トゥースホワイトニングに関するさまざまな知識についてお伝えしたいと思います．

着色して見えるのはなぜか？

　エナメル質は，おもにハイドロキシアパタイトから構成され，エナメル質表面やエナメル小柱に存在する有機色素が「着色」として目に見えます．したがっ

②トゥースホワイトニング

（図1，2，4，6は，土屋歯科クリニック& works・土屋賢司先生先生のご厚意による）

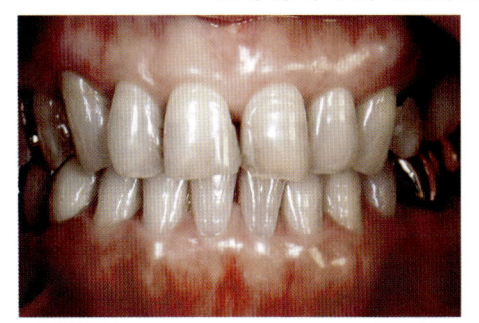

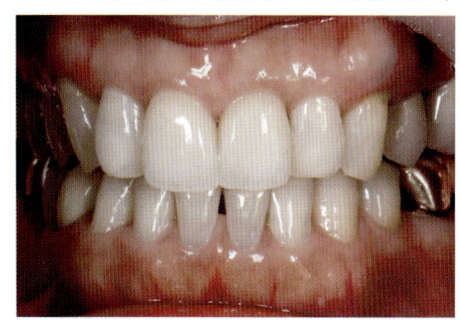

図1-1，2　加齢による変色歯へのホワイトニング

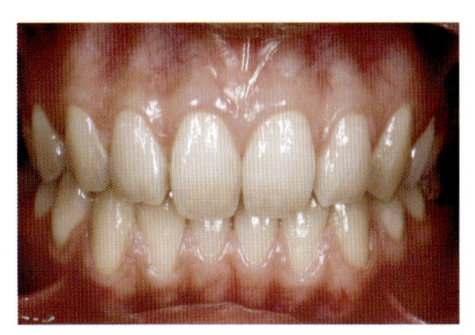

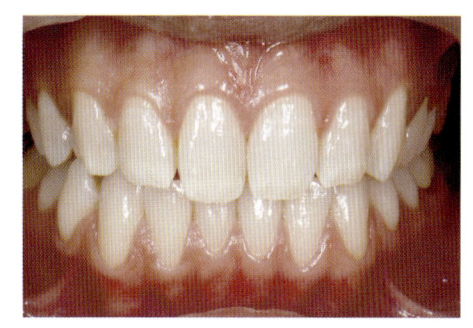

図2-1，2　遺伝的要素によると考えられる変色歯へのホワイトニング

て，この有機色素を無色，あるいは目立たない色調に改善するのがトゥースホワイトニングです．

システム導入に重要なポイント

　ホワイトニングシステムの導入において重要なことは，スタッフが共通した意識や知識，価値観をもつことです．ホワイトニングには美容的な側面もあるため偏った情報も多く，懐疑的なとらえ方もあることから，「医療」として認識していない方もいます．まずスタッフが「医療行為」であることを認識し，知識を共有することが重要です．
　ここでは，「メカニズム」「安全性」「禁忌症」「種類と効果・手順」「カウンセリング」「予知性を持った対応」にポイントをおいてまとめましょう．

歯を白くするメカニズム

　ホワイトニングには，オフィスホワイトニング（以下オフィスWH）とホー

5章　新しい知識を学ぼう

> 過酸化水素 ＋ 光照射
> ＝歯面と接触した直後から酸素を放出し，
> 　口腔内温度という条件下において反応が加速される
> 光照射によりさらに活性化させる

即効性がある反面，持続性に欠ける

唾液から着色物質が付着する

図3　オフィスWHのメカニズム

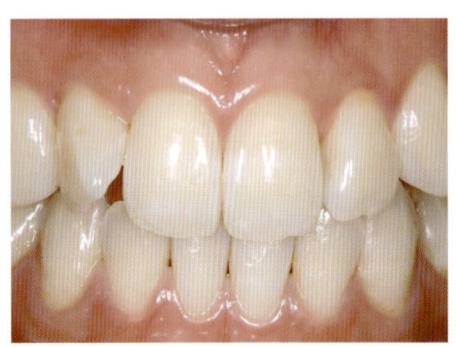

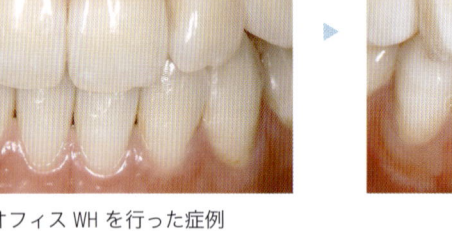

図4-1, 2　オフィスWHを行った症例

　ムホワイトニング（以下ホームWH），ウォーキングホワイトニング（以下ウォーキングWH）の3種類の方法があります．また，オフィスWHとホームWHをコンビネーションで行う方法があり，「デュアルホワイトニング」「コンビネーションホワイトニング」とも表現されます．

　オフィスWHとホームWHの特徴と症例を**図3〜6**に示します．

トゥースホワイトニングの安全性

　過酸化水素は，食品の殺菌や保存などにも使用される薬品であり，2.5〜3.5%過酸化水素がオキシドールやオキシフルの消毒剤として使用されています．

　オフィスWHに使用される35%の過酸化水素は強い酸化力をもつため，組織を腐食させ，強い刺激があります．そのため，患者さんの顔面，口唇，頬粘膜，歯肉などに付着しないよう十分に配慮する必要があります．歯肉を保護するために，歯肉辺縁部と歯間乳頭部はレジンで被覆します．術者についても調

②トゥースホワイトニング

> **過酸化尿素**
> ＝口腔内で分解され，発生した過酸化水素が効果を発揮する
>
> 繰り返すことで確実な効果が得られる
>
> 反応は緩やかで，作用が長時間持続する
>
> 尿素がバリアとなり唾液の浸入が遅延される

図5　ホームWHのメカニズム

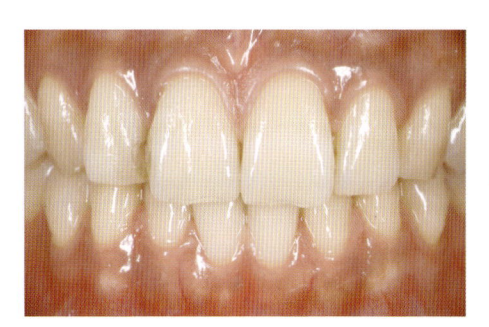

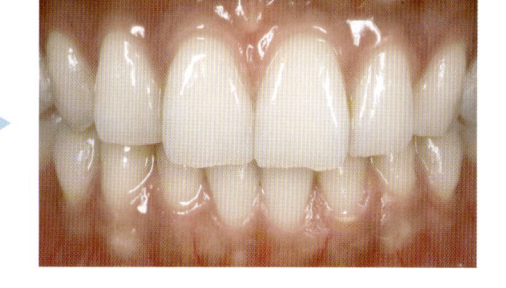

図6-1，2　ホームWHを行った症例

合時に指に触れないように注意し，グローブやマスク，ゴーグルを着用する必要があります．

　また，ホームWHに使用される10％過酸化尿素は，約30年前に歯周病の治療薬として使用されていたものです．治療中に歯が白くなったことから，ホワイトニング効果も認知されるようになりました．日本の薬事法では，トレー装着が1日2時間と決められていますが，海外では4時間以上の装着が望ましいとされています．患者さん自身の手によって行われますので，使用方法には十分な理解が必要です．医療者側も，患者さんの理解度や協力度を把握することが重要です．

禁忌症

　ホワイトニングによって色調の改善が得られないものの1つに「金属塩による着色歯」があります．過去にメタルコアなどを装着し，接着などの化学変化

5章　新しい知識を学ぼう

の過程を経て歯質に着色した場合，いかなるホワイトニングの術式を用いても効果を得ることは難しいとされています．

しかし，修復歯の色が黒くなっていることだけで「金属塩による着色」かどうかを判断することは難しく，結果が予測できない場合が多くあることを理解する必要があります．

過去には，テトラサイクリン着色歯のような重度着色歯はホワイトニングの禁忌症とされていましたが，器材や技術の向上によって色調を明るくすることは可能であり，ホワイトニングの後にポーセレンラミネートベニアなどによる修復処置を行うことで満足度の高い結果を得られるようになりました．重度着色歯の方には永久歯の崩出直後から強度のコンプレックスをもつ方が多く，ホワイトニングによって長年のコンプレックスから解放され，歯が見える笑顔にも自信をもつことができます．

一般に，以下のような方へのホワイトニングは禁忌とされているため，問診時に必ず確認をしておきましょう．

- 妊産婦・授乳中の女性
- 漂白剤のアレルギーのある方
- 重度の知覚過敏症の方（進行した歯周病，強度の摩耗・咬耗など）
- 無カタラーゼ症の方（カタラーゼは過酸化水素を水と酸素に分解する酵素．その酵素を先天的にもたない人をいう）
- 進行した齲蝕がある方（修復予定の場合でも暫間処置が必要）

また，ホワイトニング可能な対象年齢としては，成人を対象としています．つまり，自己責任がもてる年齢ということです．

カウンセリング

ホワイトニング治療におけるカウンセリングで重要なことは，「患者さんの要求」を明確にすることです．「患者さんが望む色調の変化」と実現可能な色調が異なる場合もあり，方法の選択においても患者さんの希望する方法が適切でない場合もあります．なかにはレジン充塡されているような修復歯に対しても効果があると誤解している方や，1回の施術で真っ白な歯を得られると誤解されている場合もあります．

さらに，知覚過敏や再着色など，術後生ずる可能性がある症状などに関して

②トゥースホワイトニング

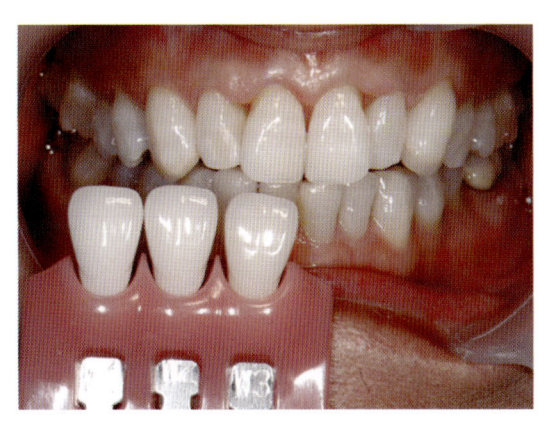

図7 シェードガイドは，術前後の色調の変化を客観的に確認していただけるため有用である

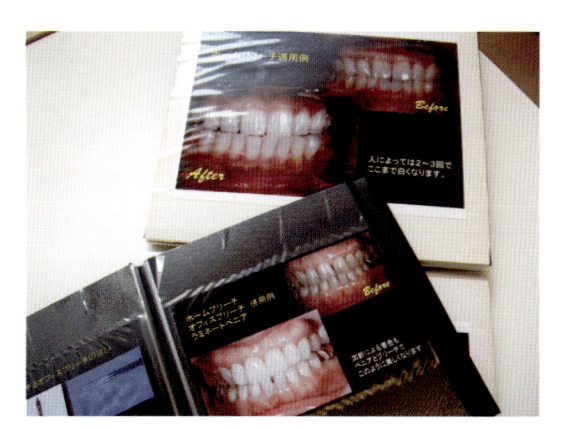

図8 術前・術後の症例写真集

も，予知性をもった対応が必要になることから，知覚過敏予防の可能性や，喫煙や飲食習慣など再着色の可能性がある飲食物の摂取制限への理解が得られなければ，治療が成功しないこともあります．特にホワイトニングに関しては，電話などによる問い合わせが多いことから，相手の意思を図りにくいため，対応には慎重にならなくてはなりません．

カウンセリング時は，術前の色調を把握するために，シェードガイドを用いて患者さん本人に着色レベルを鏡で確認していただきます（図7）．また，口腔内写真を用いることも効果を客観的に確認していただくのに有効であり，治療計画の立案や診査，診断には欠かせません．さらに，術前・術後の症例写真集や書籍を用いた説明も効果的です（図8）．

また，ホームWHは患者さん自身によって行われるため，十分な説明と理解がなされているかどうか確認する必要があります．製品の取り扱いやトレーの装着，効果の自己判断，知覚過敏や再着色の予防などに理解が必要です．

予知性を持った対応とは

■疼　痛

オフィスWH術中，あるいは術後に「疼痛」が起こることがあります．痛みのレベルは人によって大きく違いますが，酸化還元反応による脱水症状であり一過性で，たいていの場合1日で消失します．痛みに敏感な方には，術前の鎮痛剤投与や術後1日分の鎮痛剤処方が効果的でしょう．

5章　新しい知識を学ぼう

■知覚過敏

　ホームWHでは疼痛は少ないものの，知覚過敏が出る場合があります．その場合は，実施する日の間隔をあける，あるいはトレー装着の時間を短縮させることで解決するため，患者さんの理解を得る必要があるでしょう．

　また，いずれの方法においても知覚過敏への対応として術後にフッ化物を塗布すると効果的です．オフィスWHの場合は，高濃度フッ化ナトリウムをトレー法で塗布し，ホームWHでは術後に同様のトレーにフッ化ナトリウムジェルや，CCP-ACP（牛乳由来成分のリンとカルシウム）が主成分である「MIペースト」（ジーシー）を入れて10〜15分間装着すると効果的です．

　フッ化第一スズは，着色効果があるため使用は禁忌といわれています．

■活性酸素

　過酸化水素の作用によって，活性酸素が発生します．過剰に発生した活性酸素は生体組織に悪影響を及ぼすことが考えられることから，活性酸素除去効果のあるプラチナノコロイドを含有した「プラチナノテクト」（ジーシー）などでうがいをすることを勧めます．

■再着色

　ホワイトニング後に再び着色することを「再着色」といいます．以前には「色の後戻り」と表現されましたが，口腔内は飲食物摂取などの影響によって着色しやすい環境であるため，現在ではホワイトニング後の「再着色」と認識されています．いずれの方法でも，歯質表面のペリクルが消失するために着色しやすい環境になっており，着色しやすい飲食物を避けなければならず，患者さんの理解が必要です．また，口紅も着色しやすいので注意が必要です．

　オフィスWHは，短時間（短期間）でホワイトニング効果を得ることができますが，そのぶん再着色も早いため，再着色予防のために可能なかぎりの対応が必要です．術後に，摩耗力が小さくアパタイトを含有した研磨剤などを用いてポリッシングする必要がありますし，ペリクルの形成を考慮して術後24時間は着色しやすい飲食物を避ける必要があります．

　ホームWHにおいては，尿素がバリアとなって唾液の歯質への侵入が遅延されるため，再着色の可能性がオフィスWHよりも低くなります．施術期間が長期にわたるためオフィスWHより飲食物などの制限は難しくなりますが，できるだけ再着色予防のための対応をしたほうがよいでしょう．

②トゥースホワイトニング

■ホワイトニング時の使用・飲食を避けるべきもの

　ホワイトニング時に使用や飲食を避けるべきものとしては，以下のようなものがあげられます．ホワイトニングによって効果を得るためには，飲食や嗜好品においても患者さんの協力が不可欠であることをお伝えしましょう．

避けるべき習慣	喫煙・うがい薬(グルコン酸クロルヘキシジン　など) 漢方薬(煎じるタイプ)・フッ化物塗布(フッ化第一スズ)・にがり
避けるべき飲食物	●飲料 赤ワイン・コーヒー・紅茶・お茶類・天然飲料(濃い着色のもの) ●香辛料・調味料 ターメリック・ウコン・赤とうがらし・ソース・醤油・ケチャップ ●緑黄色野菜 ほうれん草・春菊・ニラ・青菜・明日葉・ふきのとう・トマト ●果物 ブルーベリー・柑橘類・ぶどう・マンゴー ●魚介類 イカスミ・赤身魚の刺身・牡蠣

■■■■　適切な情報提供を！

　ある調査によると，ホワイトニングに関する情報の多くはメディアによってもたらされており，歯科医院での情報提供が少ないとの結果が出ています．そして，ホワイトニングに興味を示す人の不安材料は，「効果・安全性・金額」の3点です．このような結果を念頭においたうえでモチベートを図る必要があるでしょう．

5章　新しい知識を学ぼう

③ 口腔と唾液・口腔内液とのかかわり

　この項目では，歯科衛生士として知っておきたい唾液についての知識と，口腔内に存在するさまざまな液体（口腔内液）が，歯に与える作用・影響についてお伝えします．

■■■■　唾液はどこから分泌されるのか

　唾液は左右両側に存在する三大唾液腺である「耳下腺」「顎下腺」「舌下腺」と，小唾液腺のそれぞれの開口部から分泌されます（図1）．

　1日の唾液分泌量は約1〜1.5Lであり，耳下腺から約25％，顎下腺・舌下腺からは約75％が分泌されます．また，小唾液腺は無数にあり，開口部も頰粘膜や口唇粘膜，口蓋，舌など口腔のあらゆるところにあり，さまざまな働きをしています．

　また，歯肉溝の底から滲出する歯肉溝滲出液も，歯肉縁上から侵入する細菌を防御する働きをしている点では，唾液と似た作用をもっているといえるでしょう．[1,2]

■■■■　自律神経の支配

　体内のバランスを保つ「体内システム」では，自律神経が働いています．自律神経は「交感神経」と「副交感神経」に分類され，それぞれが相反する支配をします（図2）．

　唾液腺に関しては，交感神経，副交感神経の二重支配を受けており，たとえば，ストレスがないときや食事時には副交感神経が亢進し，粘性の低いサラサラとした性状の漿液性の唾液が多く分泌されます．漿液性の唾液は，おもに耳下腺，顎下腺から分泌されます（図3）．

　逆に，緊張時やストレスがあるようなときは交感神経が亢進され，粘稠性の高

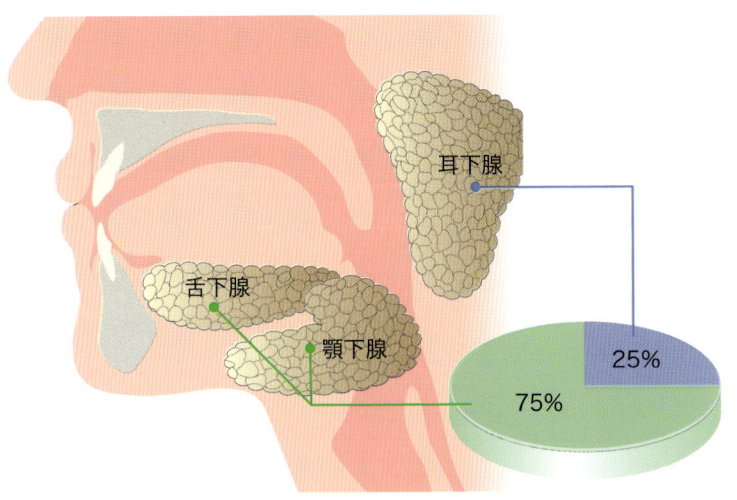

③口腔と唾液・口腔内液とのかかわり

各唾液腺の特徴

	唾液全体に占める割合	粘液細胞	漿液細胞
耳下腺	25%	−	++
顎下腺	70%	+	+
舌下腺	5%	++	+

図1 三大唾液腺と各唾液腺の特徴

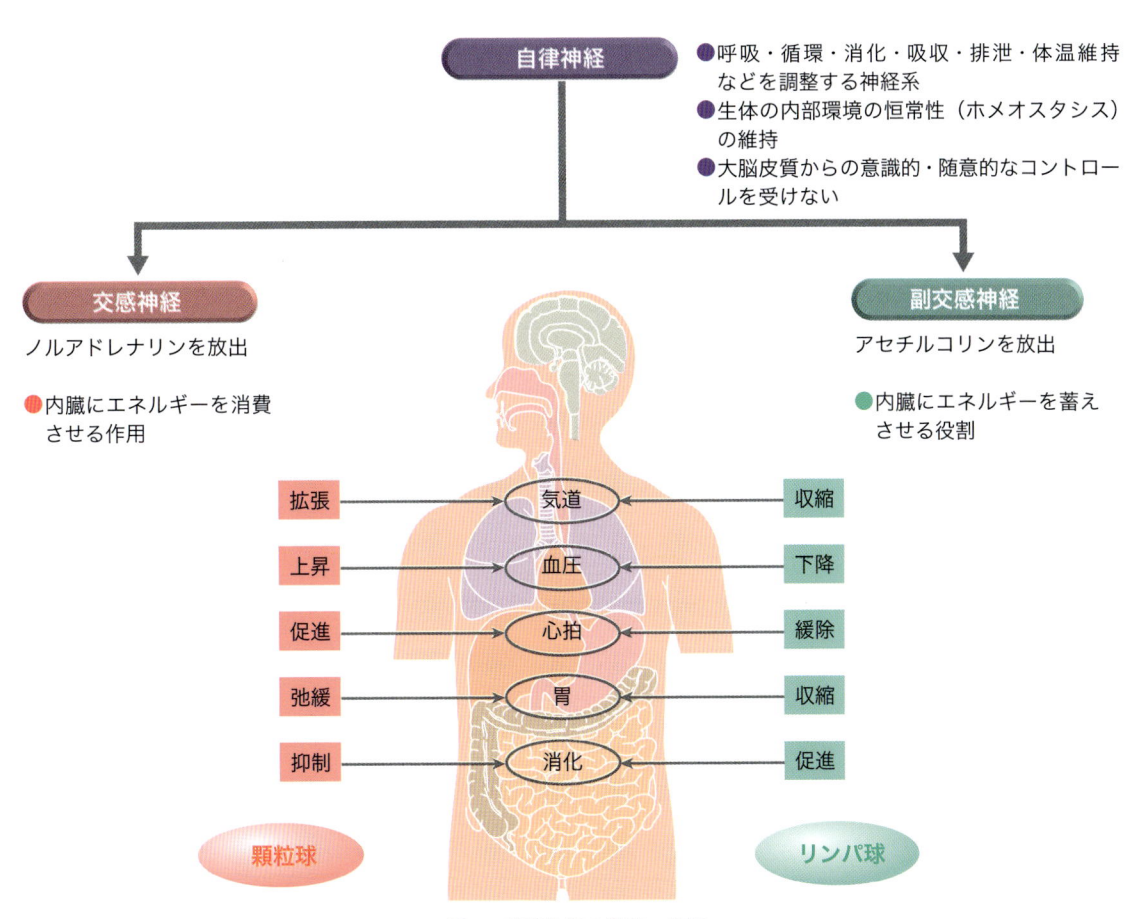

自律神経
- 呼吸・循環・消化・吸収・排泄・体温維持などを調整する神経系
- 生体の内部環境の恒常性（ホメオスタシス）の維持
- 大脳皮質からの意識的・随意的なコントロールを受けない

交感神経
ノルアドレナリンを放出
- 内臓にエネルギーを消費させる作用

副交感神経
アセチルコリンを放出
- 内臓にエネルギーを蓄えさせる役割

交感神経		副交感神経
拡張	気道	収縮
上昇	血圧	下降
促進	心拍	緩除
弛緩	胃	収縮
抑制	消化	促進

顆粒球　　リンパ球

図2 自律神経の役割・作用

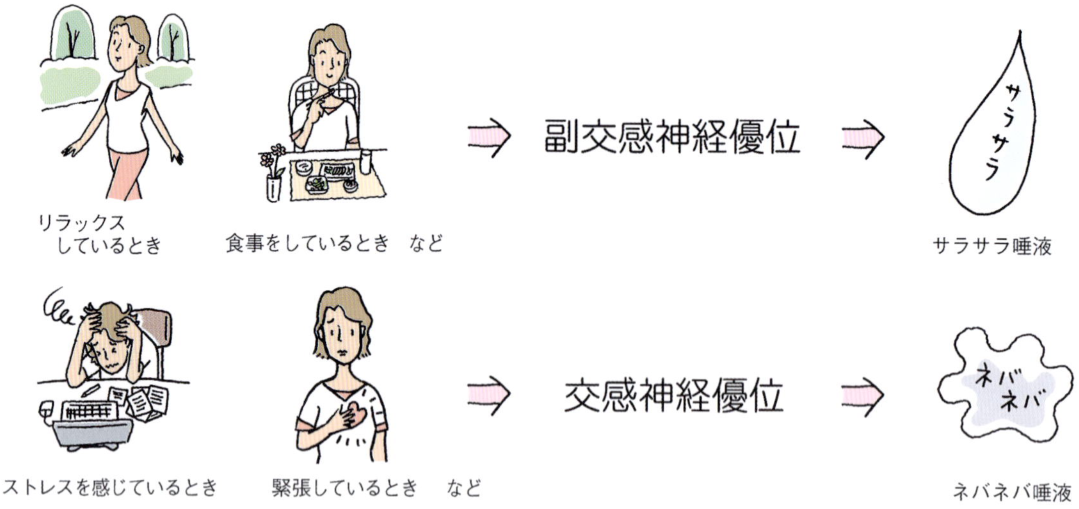

5章　新しい知識を学ぼう

リラックス　　　食事をしているとき　など　　⇒　副交感神経優位　⇒　サラサラ唾液
しているとき

ストレスを感じているとき　緊張しているとき　など　⇒　交感神経優位　⇒　ネバネバ唾液

図3　交感・副交感神経と唾液の関連

い唾液が分泌されます．おもに，舌下腺から分泌される唾液は粘稠性唾液です[3]．

安静時と刺激時の唾液分泌[4]

　唾液の分泌は，安静時と刺激時によって違います．安静時の唾液は味覚や咀嚼のような，外的な刺激がない状態のもとで口腔内に分泌されます．
　分泌量を測定するには，静かに座り顔を下方に向け，口を開けたままで流れ落ちる唾液を一定時間（たいていの場合5分間）測定し，1分間の分泌に換算します．平均値は1分間に約0.3 mLとされています．
　刺激唾液は咀嚼や味覚の刺激に反応して分泌され，測定にはパラフィンワックスを5分間咀嚼し，吐き出した唾液を測定します．正常では1.5〜2.0 mL/分になり，0.7 mL/分以下を分泌量減少と判断します[4]．

嘔吐

　また，唾液は嘔吐中枢が活性化されて嘔吐反射が起きた場合にも多量に分泌されます．嘔吐によって胃酸が逆流して食道や口腔に流入するため，粘膜や歯

③口腔と唾液・口腔内液とのかかわり

図4 唾液緩衝能測定器「チェックバフ」（モリタ，現在は販売終了）．採取した唾液の初期 pH と酸負荷液を混合した pH が測定できる．唾液と酸負荷液の混合により，飲食後の唾液 pH が想定できる

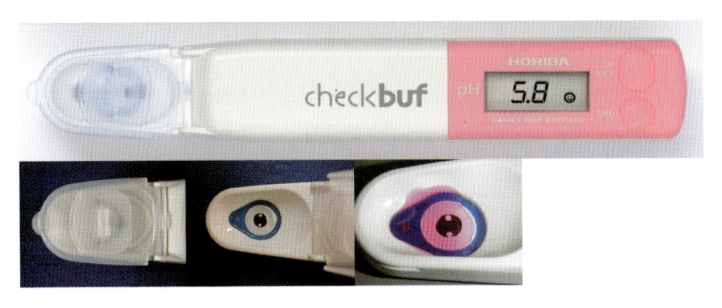

などを胃酸の襲撃から保護しようと生体が反応し，唾液を多量に分泌するのです．しかし，それでも十分には保護することができず，口腔内などに悪影響を及ぼす場合があります．

過食症や拒食症などが原因で，自ら嘔吐を繰り返す習慣のある方は，その習慣が齲蝕発症の最大の原因になり得ます．

唾液の分泌速度

唾液は，分泌速度が速いほど分泌量が多くなり，日内変動では午後3時ごろが多く，睡眠中はほとんど分泌されません．また，季節変動では，秋より春に多く分泌されるという報告があります[4]．

唾液の大きな効果の1つに「洗い流し作用」があり，嚥下によって口腔から炭水化物などを一掃する働きがあります．細菌が炭水化物を代謝し，産出される酸によって歯質が脱灰されます．このことから，唾液の「洗い流し作用」は，口腔内で重要な役割を果たしていることが理解できます．

睡眠中には，唾液分泌がほとんどないことから，就寝前に炭水化物を摂取して口内に残留した場合，齲蝕活動性が高くなります．このことからも，就寝前の飲食が及ぼす影響の大きさが理解できます．

緩衝能と重炭酸塩[4]

齲蝕の発症と関連する重要な因子としては，唾液の緩衝能があげられ（**図4**），プラーク中の細菌が産出する酸によって引き起こされる pH の低下を抑制します．

163

5章　新しい知識を学ぼう

表1　唾液の働き[3),4)]

湿潤作用……乾燥を防ぎ咀嚼，嚥下を助ける
消化作用……アミラーゼによりデンプンを溶かす
抗菌作用……リゾチームなどにより口腔細菌叢をコントロールする
イオン貯蔵……カルシウムイオン・リン酸イオンの供給源となる
ペリクル形成……エナメル質表面に保護拡散バリアを形成する
浄化作用……食物を浄化し，嚥下を助ける
緩衝作用……食後のプラーク中の酸を中和，脱灰時間を短縮する
　　　　　　重炭酸塩濃度が高いほど緩衝作用が高い
　　　　　　胃食道逆流症による食道からの酸のクリアランス（浄化）を促進する

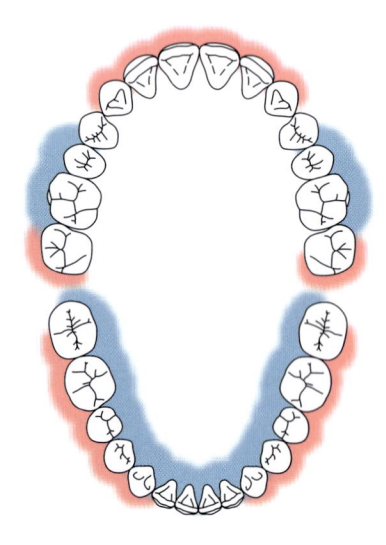

図5　唾液の保護作用により齲蝕になりにくい部位（青）と唾液の流れが悪く，齲蝕になりやすい部位（赤）

　この緩衝能にもっとも重要な物質が「重炭酸塩」であり，分泌速度が速くなると重炭酸塩の濃度も高くなるといわれています．つまり，十分に咀嚼し，刺激唾液をたくさん分泌することによって，緩衝能を高めることができるのです．しかし，この重炭酸塩は，小唾液腺分泌唾液には含まれないことから小唾液腺分泌唾液における緩衝能は期待できません．
　「食事をするときには，1口に30回は噛みましょう」と言われますが，咀嚼回数を多くすることによって唾液分泌を高め，重炭酸塩の濃度を高めることができます．
　同様に，飲食後にガムを噛む習慣をつけることによって，唾液分泌を高める効果を期待できます．ガムを噛む習慣を積極的に勧めることも齲蝕予防に効果

があることを，私たちももっと理解するべきでしょう．

唾液のもつ可能性

　唾液のもつさまざまな働きのなかで，歯科界でも特に注目されてきたのは，「浄化作用」によってプラークや食物が洗い流されること，「湿潤作用」により口腔粘膜が保護され，咀嚼や嚥下を促すこと，そして齲蝕の発症と関係が深いとされる「緩衝作用」，つまり，飲食などによって酸性に傾く口腔内を唾液の働きによって中性に戻し，粘膜の炎症や歯面の脱灰を防ぐ作用です（**表1**）．

　さらに，唾液には「イオン貯臓」としての働きがあり，唾液に含まれるリン酸イオンやカルシウムイオンが歯に添加されることによって再石灰化が促され歯質が強化されます．そのため，口腔において，つねに唾液が停留しているところや唾液が流れるところは，唾液の恩恵を受けて齲蝕になりにくく，流れが悪いところは齲蝕が発生しやすいところと判断することができます[5),6)]（**図5**）．

　また，今後は上記の作用に加えて，唾液の排泄作用により期待が集まるでしょう．唾液には，有害物質を希釈化する排泄作用があり，食物と唾液をよく混ぜることによって安全性を高めることができると考えられています．近年では，唾液に含まれている酵素「ラクトペルオキシターゼ」が，食品添加物や有害な活性酸素などの無毒化に有効である可能性を示す報告[7)]もあり，アミラーゼ，カタラーゼなどそのほかの酵素の有効性とともに，唾液のもつ新たな作用，効果は今後さらに多方面から示されていくことでしょう．

　食品の安全性への不安や生活習慣病の増加，高齢社会を背景に，消化器官としての口腔の役割，咀嚼や唾液の作用は，より重要視されていくものと思われます．私たちも，口腔領域における有効性はもちろん，全身の健康の維持・増進においても唾液が大きな役割を果たしていることを認識し，情報提供をしていくべきだと思います．

口腔内にある液体は唾液だけではない

　私たちがふだん「唾液」と見なしている液体には，唾液腺から分泌された唾液だけではなく，さまざまなものが含まれています．細菌や食物残渣，ときには「胃液」も含まれている場合があるでしょう．このような理由から，私は口腔内に存在するさまざまな成分が含まれた液体を総称して"口腔内液"と捉えたいと考えています．

5章　新しい知識を学ぼう

"口腔内液"のなかで，特に口腔に大きな影響を与えているのが"胃液"です．通常，健康体では胃液は胃の上部（噴門）にある括約筋が締めつけの役割を果たし，胃に入った食物や胃液は逆流しないようになっています．

胃酸は，pH 1.0～2.0 の強酸性の分泌液です．食物とともに胃に取り込まれた雑菌は胃酸によって殺菌され，食物は消化酵素が働きやすいように軟らかくされます．この胃酸の pH が 1.0～2.0 であることが，殺菌や食物の軟化作用には重要なのですが，塩酸が pH 0 であることを考えると，その酸の強さが想像できます．当然，胃酸が直接歯の表面に触れると，脱灰が起こります．

胃の表面がこの胃酸によって溶けない理由は，「胃粘液」によって胃壁が守られているからです．しかし，この胃粘液の分泌は，過度なストレスや加齢によって減少することもあるようです．

胃の不調とカリエスリスク

「胸やけ」や「胃もたれ」を経験した方は多いと思います．この症状は胃液の逆流が原因であることが多く，胃液の胃酸によって食道の内壁がただれた状態になってしまうのです．通常は健康でも，「食べすぎ」や「飲みすぎ」に加え，飲食後すぐに横になり就寝した場合に経験されることもあるでしょう．

胃に取り込まれた食物は，2～4 時間停留するといわれています．つまり，消化しようと胃酸がさかんに分泌されているときに横になることによって，胃液の一部が逆流する可能性があり，「胸やけ」などの症状を自覚します．就寝の 4～5 時間前に飲食を終えることが健康的だといわれる所以もそこにあります．

唾液の質においてカリエスリスクが高く，さらにこのような飲食習慣もあるような方には，生活習慣の改善が齲蝕予防に重要だと考えられます．

摂食障害と口腔

近年，社会現象として取り上げられるようになった「摂食障害」では，太ることを懸念するあまり，食べた食物を無理やりに嘔吐するなどして体内から排除するといった行動が多くみられます．胃の内容物を吐くことにより，胃液が口腔内に戻ることから，口腔の pH が低下し，酸性に傾きます．摂食障害の治療自体は専門医によって行われますが，口腔内にも多大な影響を与えるため，私たち歯科衛生士も摂食障害についての適切な理解が必要です（図 6～8）

図 6～8 のいずれのケースも，胃酸の逆流によって口腔内が酸性に傾き，歯

③口腔と唾液・口腔内液とのかかわり

■CASE 1　「一生懸命歯磨きをしても齲蝕が止まらない」──42歳，女性の場合

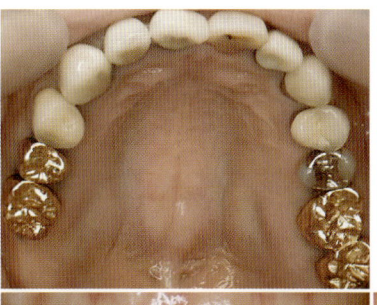

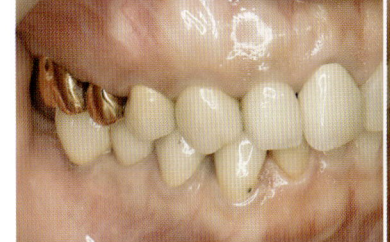

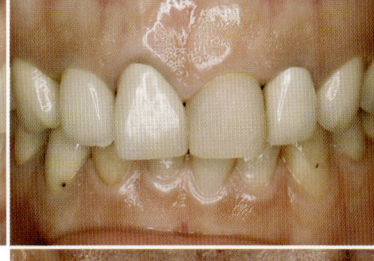

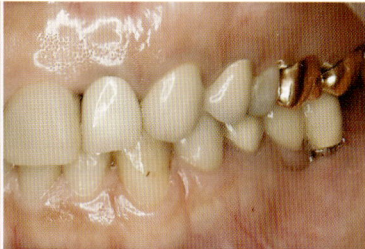

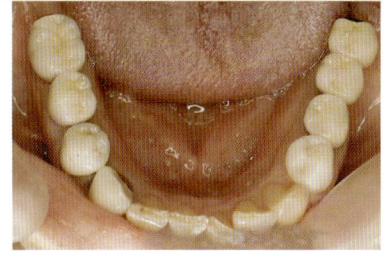

図6-1〜5　初診時の口腔内．問診により，10代後半から胃下垂で，胃酸過多傾向にあったことがわかり，齲蝕の原因として胃液の影響を疑った

「むし歯をコントロールできない」を主訴に来院．若年のころから処置歯が多くあり，「自分の子どもには同じ思いをさせたくないので，一生懸命ブラッシングをしていた」とのことだが，長年齲蝕を抑制できずにいた．

しかし，問診によって，「胃食道逆流症」を長年患っていたことがわかり，齲蝕発症の大きな原因が明らかになった．つまり，この方の場合，懸命なブラッシングだけでは，齲蝕予防はできないのである．

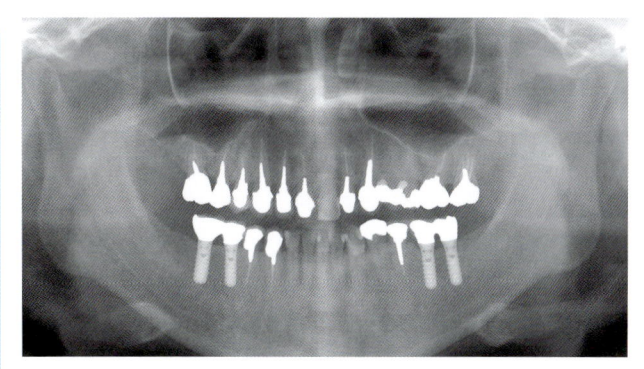

図6-6　初診時のパノラマX線写真（図6は，植松歯科医院・植松厚夫先生のご厚意による）

このように，齲蝕の原因が口腔内以外にあるケースもあるということを理解し，歯科衛生士は，患者さんとの対話や口腔内の観察を通して，齲蝕の本当の原因を追究する力をもたなくてはいけないと感じる．

5章 新しい知識を学ぼう

■CASE 2　摂食障害による歯の脱灰—32歳，女性の場合

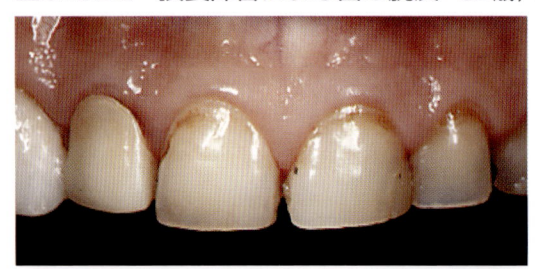

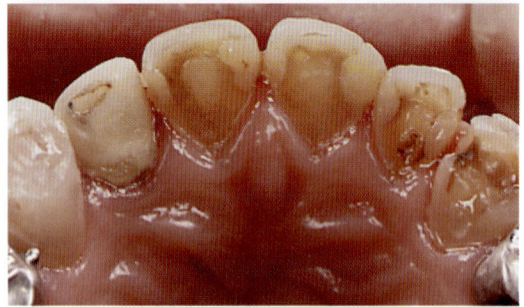

図7-1, 2　初診時の状態

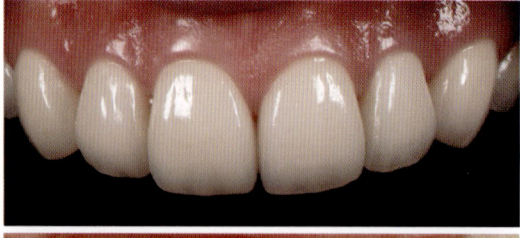

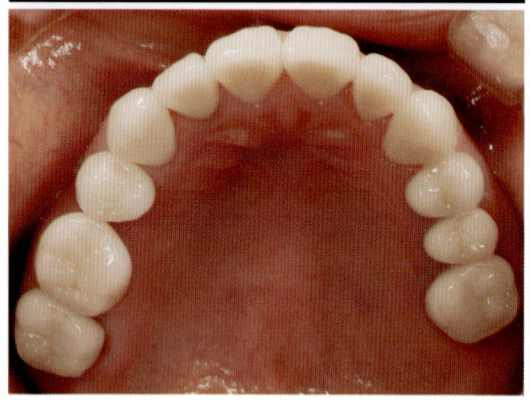

図8-1, 2　補綴処置後
(図7, 8は，植松歯科医院・植松厚夫先生のご厚意による)

　モデルを職業とし，太ることを避けるために，18歳から28歳までの約10年にわたって「食べては吐く」ことを習慣にしていた．来院時，すでに多くの処置歯があり，残存歯は脱灰していた．他医院では，いつもブラッシング指導を受け，本人も意欲をもってブラッシングしていたが，精神的に限界を感じていたとのこと．
　このようなケースでは，まず嘔吐の習慣が，歯を脱灰させている原因であることを，患者さんと術者の双方が理解することが重要である．しかし，それは患者さんの精神面にふれることでもあり，嘔吐の習慣を私たちに打ち明けるには，かなりの勇気が必要で，慎重に対応しなくてはならない．メンタルサポートをしたうえで，「今後は，どうすれば齲蝕を予防することができるのか」を，患者さんとともに考えていく必要があるだろう．

③口腔と唾液・口腔内液とのかかわり

表2 唾液分泌量促進のためのさまざまな対策

- 噛む（ガムの応用）
- 噛める環境の早期獲得
- 唾液腺マッサージ
- 口腔粘膜マッサージ
- 舌トレーニング
- 保水剤の使用
- 音波振動歯ブラシの使用
- 歯質・口腔粘膜の保護・強化

質が脱灰されやすい環境になっています．ここで大切なことは，やはり「唾液の分泌」です．つまり，唾液の緩衝作用によって口腔内液を中和させることです（**表2**）．

　昔から「歯が悪い人は胃が悪くなる」といわれてきましたが，私たちは，その逆の可能性も考えなくてはならないのかもしれません．歯磨き習慣には問題がないにもかかわらず齲蝕が多発しているような患者さんには，「胃腸は健康でしょうか？」とうかがうなど全身的な視点をもつことも必要でしょう．

　口腔を入り口に，このような幅広い「健康情報」を提供できることが，これからの歯科衛生士に求められる役割といえるでしょう．

参考文献

1) M. G. Newman, H. H. Takei, F. A. Carranza：CARRANZA'S クリニカルペリオドントロジー〈上・下巻〉．クインテッセンス出版，東京，2005．
2) 山本浩正：イラストで語るペリオのためのバイオロジー．クインテッセンス出版，東京，2002．
3) 柿木保明，西原達次編：唾液と口腔乾燥症／デンタルハイジーン別冊．医歯薬出版，2003．
4) W. M. Edgar ほか編，渡部　茂監訳：唾液　歯と口腔の健康．第3版，医歯薬出版，2008．
5) 熊谷　崇，藤木省三，岡　賢二ほか編著：わかる！　できる！　実践カリオロジー／デンタルハイジーン別冊．医歯薬出版，1999．
6) 飯島洋一，熊谷　崇：カリエスコントロール—脱灰と再石灰化のメカニズム．医歯薬出版，1999．
7) 齋藤　滋：よく噛んで食べる．日本放送出版協会，東京，2005．
8) 安保　徹：安保　徹の免疫学入門．宝島社，東京，2003．
9) 安保　徹：ガン免疫力—生き方を変えれば病気はなおる．大和書房，東京，2004．
10) 新谷弘実：健康の結論．弘文社，大阪，2005．

本書を読んでくださったあなたへ

　本書はいかがでしたでしょうか．

　歯科先進国といわれる海外の国々と異なり，日本の歯科衛生士制度においては歯科衛生士免許の更新は必要なく，一度資格を取得すると一生「歯科衛生士」として働くことができます．資格取得後に教育を受けるかどうかも，個人の意志に任せられています．

　しかし，医療界のみならず世界は，つねに変化を繰り返し，進歩しつづけています．そして，私たち歯科衛生士は，人の健康を回復し維持するという役割を担う医療者の一員です．その責任の重さと意義を考えたとき，「学びつづけること」「行動しつづけること」は，私たちに課せられた義務といっても過言ではありません．

　「学ぶ」ことで気づきが得られ，「行動する」ことで自信が得られます．そのなかで楽しさと喜びが生まれ，やりがいやいきがいを見出すことへとつながっていくのです．

　皆さんは，仕事を楽しんでいますか？　もし，仕事を楽しむことができていないとしたら，それはとても不幸なことです．

　しかし，喜びも幸せも，向こうからは歩いてきません．あなたが一歩を踏み出して，手を伸ばさないと……．

　本書が，仕事に喜びと幸せを感じていただくための一歩につながることを祈っています．

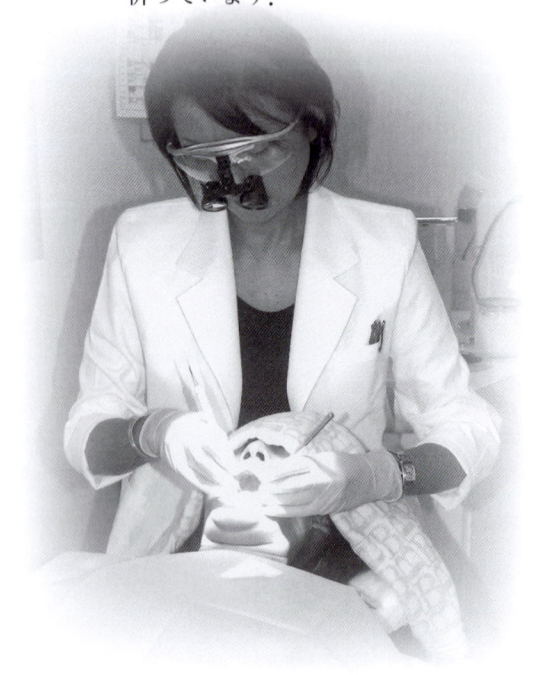

2008年12月　土屋和子

【著者略歴】

土屋和子
（つちや かずこ）

1977 年　兵庫歯科学院専門学校歯科衛生士科卒業
同　年　神戸国際デンタル・カミムラ歯科医院勤務
1981 年　Dr. Raymond.L.Kim's office（米国・ロサンゼルス）にて
　　　　　アシスタント勤務・研修
1982 年〜　フリーランス体制にて多くの歯科診療室に勤務
現　在　植松歯科医院（横浜市港北区），
　　　　土屋歯科クリニック & works（東京都千代田区）勤務

土屋和子のプロフェッショナルハイジニストワーク
ISBN978-4-263-46300-0

2008 年 12 月 25 日　第 1 版第 1 刷発行
2018 年 9 月 10 日　第 1 版第 6 刷発行

著　者　土　屋　和　子
発行者　白　石　泰　夫
発行所　医歯薬出版株式会社

〒113-8612　東京都文京区本駒込 1-7-10
TEL.（03）5395-7638（編集）・7630（販売）
FAX.（03）5395-7639（編集）・7633（販売）
https://www.ishiyaku.co.jp/
郵便振替番号　00190-5-13816

乱丁，落丁の際はお取り替えいたします　　　印刷・三報社印刷／製本・榎本製本
© Ishiyaku Publishers, Inc., 2008. Printed in Japan

本書の複製権・翻訳権・翻案権・上映権・譲渡権・貸与権・公衆送信権（送信可能化権を含む）・口述権は，医歯薬出版㈱が保有します．
本書を無断で複製する行為（コピー，スキャン，デジタルデータ化など）は，「私的使用のための複製」などの著作権法上の限られた例外を除き禁じられています．また私的使用に該当する場合であっても，請負業者等の第三者に依頼し上記の行為を行うことは違法となります．

JCOPY〈出版者著作権管理機構　委託出版物〉
本書を複写される場合は，そのつど事前に出版者著作権管理機構（電話 03-3513-6969，FAX 03-3513-6979，e-mail: info@jcopy.or.jp）の許諾を得てください．